骨健康必听必看

总主编

董 健

老年人骨折
那些事儿

李 娟 姜南春 蔡海康 陈增淦 **编著**

上海科学技术出版社

图书在版编目（ＣＩＰ）数据

骨健康必听必看：老年人骨折那些事儿 / 董健总主编；李娟等编著. -- 上海：上海科学技术出版社，2021.11（2022.7重印）
ISBN 978-7-5478-5497-6

Ⅰ．①骨… Ⅱ．①董… ②李… Ⅲ．①老年人－骨折－防治②老年人－骨折－诊疗 Ⅳ．①R683

中国版本图书馆CIP数据核字（2021）第192024号

老年人骨折那些事儿
（骨健康必听必看）
董　健　总主编
李　娟　姜南春　蔡海康　陈增淦　编著

上海世纪出版(集团)有限公司
上海科学技术出版社 出版、发行
（上海市闵行区号景路 159 弄 A 座 9F - 10F）
邮政编码 201101　www.sstp.cn
三河市明华印务有限公司印刷
开本 787×1092　1/16　印张 12
字数 150 千字
2021 年 11 月第 1 版　2022 年 7 月第 3 次印刷
ISBN 978 - 7 - 5478 - 5497 - 6/R · 2390
定价：42.00 元

编委会

总主编

董　健

本书编著

李　娟　姜南春　蔡海康　陈增淦

本书编委

曹　露　曹渊武　江立波　姜允琦　李　琼　林　红

陆志辉　马易群　孟德华　苏　伟　汤　杰　田　波

万盛成　王　琳　王会仁　夏凌龙　徐沁同　张　颖

钟务学　周　皓　周　健　祝珺文

总序

随着互联网日新月异的发展,大众很容易获取所需信息,但各种不正确的信息充斥着网络和传媒,医疗保健知识更是首当其冲。如何将正确的知识以通俗易懂的方式传送给大众,是我们医务工作者必须承担的责任。

本套丛书编者在长期临床工作中发现,久坐、伏案、长时间使用电脑及手机等不良习惯,导致腰突症、颈椎病等以往认为的"老年病"呈年轻化的趋势。与此同时,随着老龄化社会的到来,老年性骨科疾病的患者人数也在不断上升,不同程度地困扰着老年人,如骨关节病、骨质疏松症等,严重影响老年人的生活质量,给家庭和社会造成沉重的负担。这些疾病的治疗和康复需要大众有正确的生活习惯和工作方式,根据疾病的不同阶段,患者也需要针对性的康复和保养建议。

对于任何疾病,预防胜过各种灵丹妙药,骨科疾病也如此,大众若能懂得一些相关知识并在日常生活中加以注意,就可以大大降低各类疾病的发生率,这也是我们十几年来坚持科普的初衷。而医务人员限于临床工作的繁忙,在门诊和住院的有限时间内,无法向患者及家属详细解说。我们感到很有必要从理论上全面、系统地解释清楚骨骼疾病的来龙去脉。因此,我们编写了"骨健康必听必看"丛书,患者及家属就医前通过阅读本系列丛书就能了解疾病的一些基本知识;而住院患者在治疗的闲暇时间也可阅读此书,配合治疗。患者可以有针对性地咨询,医生也可以有的放矢地解释,弥补了外科医生在门诊出诊及住院手术中普遍存在因时间紧张无法做到详细解释的缺憾。

复旦大学附属中山医院是蔡元培先生倡议,第一家为纪念孙中山先生并以之命名的、中国人创办的综合性大医院。在砥砺前行的八十余年里,中山医院始终秉承"严谨、求实、团结、奉献"的院训,坚持"一切为了病人"的中山精神,遵循建院先贤"注重平民,普及卫生教育"的倡议。不仅致力于治病救人,而且不遗余力地对社会进行卫生科普教育,科普工作始终走在全国大型公立医院的前列。中山医院骨科也历来就有重视科普的传统,我们在十余年前陆续编写了《专家解答腰椎间盘突出症》《专家诊治腰椎间盘突出症》和《细说腰椎退行性疾病》,以理论丰富、内容实用受到广大读者朋友的欢迎,成为许多患者床边的康复指导书,至今已重印20余次,发行10余万册,并以此为基础获得2014年国家科技进步奖二等奖,被国家相关权威机构推荐。

2018年12月,作为大型公立医院的学科团队,在近年国家加快推进健康中国建设的背景下,我们与时俱进,牵头联合复旦大学各个附属医院及新闻学院、公共卫生学院成立了国内首家医学科普研究所——复旦大学医学科普研究所,打造了多学科、多领域、系统、全面的专业医学科普平台。医学科普研究所成立后,我们国家科技进步奖获奖团队精心编撰拍摄了颈椎、腰椎及关节系列健身操视频,这些视频先后被央视新闻、人民日报、新华社等权威媒体推荐,在网络上的播放量已达数千万,获得了很好的社会反响。另外,每年医院内的"中山健康促进大讲堂"科普讲座,骨科举办近30场讲座,为全院最多,时间跨度长达半年。我们把相关视频加以整理,作为丛书配套视频的一部分,让读者在看书的同时,增加获取知识的途径。

这套丛书由复旦大学附属中山医院骨科长期从事临床工作的一线医生编写完成,编者对患者的需求和困扰的问题有着最直接的了解和体会,保证了内容的实用性;作为全国知名的三甲医院副主任医师或医学博士以上人员,他们都有留学深造学习的经历,始终走在专业发展的前沿,从而能保证内容的权威性、先进性;丛书设计的问题多为患者提出的,我们结合临床实践,内容上层层深入,涵盖疾病的病因、病理、临床表现、诊断到治疗和自我预防,重点介绍了目前医学界对这些疾病的最新认识、最新诊断、治疗技术和康复预防方法，希望不但能"治已病"，还能"治未病"。本系列丛书适合不同年龄及层次的人群，也适合医学生、低年资医生和基层医务工作者阅读。

国家卫生健康委员会有突出贡献中青年专家

上海市科技精英，上海市领军人才

复旦大学医学科普研究所所长

复旦大学附属中山医院骨科主任，脊柱外科主任

二级教授，主任医师，博士生导师

董 健

2020 年 6 月

前言

人口老龄化是目前社会、医学上所面临的巨大挑战。老年人骨折不同于青壮年骨折，它不仅会导致患者一定程度上活动能力的丧失和生活质量的下降，护理和康复对其预后也有更多的影响，有时甚至对高龄患者治疗方式的选择都需要付出巨大的勇气和担当。疗护和康复选择不当可能使老年人延迟甚至丧失回归家庭和社会的机会。因此，老年人骨折的防治和康复需要全社会的参与和努力。老年人骨折大部分是日常活动中产生的，跌倒是老年人意外伤害的第一位，有时轻微的外伤、搬东西、转身等都可能造成老年人骨折。这些骨折也往往与老年人的全身状况、日常用药和骨质疏松相关联，老年人骨折的医学普及仅强调治疗是远远不够的，疾病的"三级预防"理念同样适用于老年人骨折这类突发性、创伤性的疾病。

预防老年人跌倒、防治骨质疏松的"一级预防"，骨折治疗的"二级预防"和护理、康复的"三级预防"知识贯穿本书。所有内容均为编者在长期临床诊疗一线工作中碰到的实际问题。本书将老年人骨折的预防、治疗、护理、康复问题结合于一体，对各方面内容均做出了详细解答，从细节着手，力求让老年人不管处于骨折的哪一阶段，都可以在书中找到他们所关心问题的答案。

老年人骨折的特点决定了我们需要事无巨细地考虑和安排患者的日常生活和诊疗、护理工作，不同的患者迫切需要了解的内容也有所不同，而限于时间，很难有深入的医患和医护沟通，导致患者得不到最合适的治疗和康复，甚至接收到错误信息。鉴于此，我们决定编写一本"事无巨细"的老年人骨折科普图书。与以往的医学科普图书不同的是，本书编者中不但有老年人骨折治疗的一线骨科医生，还有一线的护理专家和康复专家，注意事项和细节涵盖了日常生活、住院、出院后护理和康复。我们致力于传播规范化、人性化、精准化的医学科普知识，力争去伪存真，当相关材料存在矛盾时，通过查阅国内外文献资料进行逐一核实。

中山医院骨科历来就有重视科普的传统，每年院内的"中山健康促进大讲堂"科普讲座，骨科包揽近30场讲座，为全院最多；此外，每年均有多场网上公益科普讲座和院外的科普活动，本书编者把这些讲座中有关老年人骨折的视频录音整理后，作为本书影视资料的一部分，为读者提供更多获取知识的途径并更有利于读者对内容的理解。本书可为老年人、骨折患者及家属、医护人员等提供参考，所有内容为本书编者利用休息时间编写而成，时间较为仓促，难免有不足与疏漏之处，还请各位读者和同道不吝批评指正。

上海市老年医学中心骨科

复旦大学附属中山医院骨科

上海市徐汇区中心医院骨科

李　娟　副主任医师

姜南春　　主治医师

蔡海康　副主任医师

陈增淦　副主任医师

2021年8月

目录

第一讲

了解骨折

骨折对老年人的影响

骨折，牵一发而动全身

▶ 1. 骨折以后人体会发生哪些变化

（1）骨折部位的疼痛。这是大多数骨折患者最直接的感受。出现外伤后，如果某个部位疼痛，并且在活动时疼痛更加剧烈，那就需要高度怀疑发生了骨折。如果发现了疼痛部位的畸形和异常的活动，活动的时候可能还伴有骨头摩擦的声音或感觉，那么骨折的诊断基本明确了，需要对受伤部位进行简单的固定保护后尽快就医。

（2）全身的反应。主要包括以下几个方面：① 可能发生休克。骨折发生后，因为骨折断端会出血，伴随着不同程度的疼痛甚至是剧痛，同时人体会产生很多应激反应，导致血管舒张，血容量下降，因此，严重骨折患者可能会发生休克。老年人、体弱者、妇女和儿童对创伤耐受力差，发生休克风险高。当然，很多老年人受到非常轻微的外力就发生骨质疏松性骨折，全身的反应并不会很明显，不太会出现休克。② 血压、血糖升高。由于骨折引起的应激状态，会使体内释放多种激素，因此，部分患者会出现血压升高、血糖升高的表现。高血压患者和糖尿病患者会因为这种应激状态，血压、血糖升得更高，更难以控制稳定。③ 发热。骨折处有大量内出血，血肿吸收时，体温会略有升高，但一般不超过 38℃。若是开放性骨折，患者体温升高时，应考虑感染的可能。

▶ 2. 骨折以后为什么会出现肢体肿胀甚至发冷和麻木

骨折后由于出血、创伤后的局部炎症反应，骨折部位血管通透性变高，产生大量的细胞外液。细胞外液增多使局部组织对血管的压迫加重，血液回流受阻，毛细血管的压力上升，导致更多液体渗出到组织间隙中，产生恶性循环，导致肢体肿胀，严重者甚至产生水疱。所有骨折都会导致不同程度的肿胀，这是必不可少的病理生理过程。正常范围内的肿胀通过抬高患肢、骨折部位制动和使用一些消肿药物，经过一段时间后即可逐步消退。当在肿胀的部位看到原来的皮肤纹理时，说明消肿到位，因肿胀而延后手术的患者在此时即可安排手术治疗。

一些患者骨折后仍可残留较长时间的肢体局部肿胀，这可能是创伤导致了局部血液微循环和淋巴循环系统的损伤，它们的重塑需要一定的时间，因此会出现在活动较多时肢体轻微肿胀的情况，此时可以多抬高患肢、减少活动量。但要特别注意的是，如果伤后出现不同寻常的肿胀甚至大量水疱，或者在肿胀已经消退后再次出现明显肿胀，同时伴有小腿等部位压痛甚至发热，则要警惕合并血管损伤或下肢静脉血栓，需要尽快就医，寻找病因。

温暖的血液通过血管给远端的肢体输送养分，血管通畅时一般肢端（如手指、脚趾）是温热的。因为合并血管损伤或肢体过度肿胀而导致血流不畅将会导致这一过程被破坏，出现肢体发凉。如果骨折合并有神经损伤，或者合并血管损伤和过度肿胀导致骨-筋膜室综合征时，神经会因为缺血、外力压迫，氧气、养分的不足而产生缺血坏死，出现麻木的感觉。因此，单纯的骨折后一般不会出现肢体发冷和麻木，若出现这些症状，说明骨折合并了血管、神经损伤，或者出现了骨-筋膜室综合征，此时应立即解除肢体的加压包扎，松开过紧的石膏，马上就医或呼叫医务人员，否则可能导致肢体肌肉、神经坏死甚至危及生命。

▶ 3. 摔倒后为什么会出现冷汗、心搏快、血压低等症状

摔倒后出现冷汗、心搏快和血压低的症状，可能出现了休克，需要引起警

惕。摔倒后可能导致股骨或骨盆的骨折,由于骨盆及股骨附近大血管众多,摔倒时虽不至于导致体表血管出血,却有可能破坏体内走行的血管,引起严重的内出血。出现冷汗、心搏快、血压低都是严重出血的表现,应当提高警惕。另外,由于骨折造成的强烈疼痛也可能造成神经系统调节功能异常,神经对动脉阻力调节功能严重障碍,引起血管扩张,用于循环的血液因此分布到了全身各处,产生了和出血一样的特点,即血容量降低,虽然没有出血,同样也会出现冷汗、心搏快和血压低的症状。一旦出现上述情况,提示创伤较重,应尽早就医。

但是,如果是突然出现了上述表现而导致摔倒,则要警惕心脑血管系统的急性疾病等情况,甚至可能有心梗、动脉夹层破裂出血的危重症发生,建议待在原地,保持镇静,尽快联系救护车送医,以免耽误病情。

▶ 4. 为什么骨折以后会出现创伤性关节炎

创伤性关节炎又称外伤性关节炎、损伤性骨关节炎,它是由创伤引起的以关节软骨的退化变性和继发的软骨增生、骨化为主要病理变化,以关节疼痛、活动功能障碍为主要临床表现的一种疾病。任何年龄段均可发病,但以青壮年多见,多发于创伤后、承重失衡及活动负重过度的关节。

骨折以后会出现创伤性关节炎是因为关节内骨折(特别是下肢膝关节骨折、踝关节骨折)后,关节面遭到破坏,高低不平,又未能精准复位,骨折愈合后关节面不平整,骨折对位不好或力线不好,或者关节腔内有游离骨块、异物,长期反复磨损使关节软骨损伤,继而软骨剥脱、硬化、骨质增生等,引起关节疼痛,发生创伤性关节炎。

减少创伤性关节炎的办法是关节内骨折后要达到解剖复位的标准,减少关节面不平整,从而减少关节软骨的磨损,恢复其力线。此外,减轻体重也有一定的帮助。

▶ 5. 骨折或手术后很长时间为什么还会有肢体的肿胀

骨折或术后肢体肿胀的原因主要是循环障碍。人体的循环系统包括心血管系统和淋巴系统,心血管系统里主要是血液,血液中包含很多营养物质,其中和肿胀有关的主要是白蛋白,而淋巴系统里面主要是淋巴液,淋巴液顺着淋巴管最终流入心血管系统,淋巴系统是心血管系统的一个辅助系统,我们的血液循环是由心脏把血液泵入动脉系统,然后流到微循环系统(毛细血管网),进行物质交换,然后进入静脉系统,最后回到心脏,周而复始地循环。一旦这种循环被打破,血液回流不畅就导致肿胀。骨折或手术后损伤局部毛细血管网及淋巴系统从而导致肿胀,这种肿胀有时候会持续很久,哪怕是骨折后或术后半年,一旦下地,到下午、晚上就肿起来了,休息一夜后,肿胀又减轻,特别是下肢骨折。所以,出现这种肿胀是正常的现象,不要太过担心,这些系统的损伤需要一段时间的修复、重建,等到他们修复、重建好了,肢体自然就消肿了。修复的时间没有定论,主要和损伤严重程度有关。

对于这种肢体肿胀,一般可以先通过自行预防来处理:① 患肢抬高。我们都知道"水往低处流"的道理,我们的血液也一样,最终回流到心脏,所以抬高患肢超过心脏位置,有利于血液回流。② 加强肌肉的收缩锻炼。肌肉的收缩可以挤压静脉系统内的血液,加速血液回流,有利于消肿。③ 能运动的部位多运动。例如多握拳及足背多屈伸活动,促进肌肉收缩,牵拉、挤压静脉,促进回流。④ 注意补充营养。低蛋白也是肢体肿胀的原因。但患肢如果肿胀特别明显,如皮肤青紫且逐渐加重,抬高患肢后不消肿,则需要及时就诊,并行患肢血管 B 超检查明确有无静脉血栓形成。

▶ 6. 为什么有些骨折愈合了,但关节功能还是不好

骨折后因固定需要或疼痛,患肢长时间固定或者活动少,静脉和淋巴回流不畅,关节周围组织中浆液性渗出和纤维蛋白沉积,发生纤维粘连,伴有关节囊和周围肌肉挛缩,致使关节活动障碍。易出现在膝关节、踝关节、肘关节及肩关节等部位,这种关节僵硬是骨折和关节损伤最为常见的并发症。以膝关节为例,膝关节僵硬大部分是由于软组织的因素造成的,分为关节内的原因和关节外的原因,而关节外的原因又包括肌肉与骨骼的粘连和肌肉的挛缩。关节内的粘连就好像是一个轴承的内部长了锈,进而使其活动部分锈在了一起,

影响了轴承的活动；肌肉的挛缩好比我们穿了一条很瘦的裤子，在我们弯腿的时候，紧巴巴的裤子限制了我们的活动。另外，我们膝关节的活动中包括髌骨（就是膝盖骨）在大腿下端膨起的股骨髁上滑动，而这种滑动是通过股四头肌腱的牵拉引起的，如果股四头肌腱与大腿骨粘在了一起，那么就失去了牵引髌骨引起滑动的作用，也就限制了膝关节的活动，这就是膝关节周围肌肉粘连的因素。其预防和治疗的有效办法是及时拆除固定及进行积极的功能锻炼。

老年人骨折问题多

▶ 7. 老年人骨折可能出现哪些严重后果

骨折会对老年人的健康造成严重的后果。骨折除会造成疼痛外,还会不同程度地影响老年人的日常生活,如行走不便、拿取物品不便等,一些骨折并发症甚至可能威胁老年人生命。一个丹麦的研究发现,骨折可以使老年人在 1 年中的死亡风险上升 25%,并且该风险在老年人受伤后的 10 年中都居高不下。

髋部骨折是最严重的老年人骨折,一旦发生后,有一半的患者此后会因髋部骨折而行动不便,需要别人照顾。一部分老年人骨折后需要手术治疗,而需要麻醉的手术对老年患者来说往往是一个挑战。手术和骨折本身都会导致老年人活动不便,或者只能卧床,这就会引起褥疮、坠积性肺炎、下肢深静脉血栓等并发症。老年人长期卧床还会增加肺炎的风险,尤其是患有慢性阻塞性肺疾病的老年人。这是因为身体长时间不动,患者肺中会潴留更多分泌物,进而增加了感染肺炎的风险。

以上所述都会严重影响老年人的生活质量。因此,积极预防老年人跌倒和骨折具有重要意义。

▶ 8. 血栓、栓塞症对老年人有什么影响

血栓是血液流经血管内面剥落处或修补处的表面所形成的小块。血栓由

不溶性纤维蛋白、沉积的血小板、积聚的白细胞和陷入的红细胞组成。当血管内膜受到损伤时,内皮细胞发生变性、坏死而脱落,内皮下的胶原纤维裸露,从而激活内源性凝血系统的XII因子,内源性凝血系统被激活。损伤的内膜可以释放组织凝血因子,激活外源性凝血系统。受损伤的内膜变粗糙,使血小板易于聚集,主要黏附于裸露的胶原纤维上。此时,会发生血流变慢和血流产生漩涡等。简言之,就是血液在损伤的血管内发生凝结,从而形成了血栓。发生在静脉里的血栓称为静脉血栓,发生在动脉里的血栓称为动脉血栓。从严重程度上来说,动脉血栓的危害性大于静脉血栓。

当血栓被血流冲击时,有从损伤部位剥落的可能,此时随血液流动的血栓称为栓子,栓子随血液流动,可栓塞多个部位的血管,称为栓塞症。简单来说,就是栓子掉到哪里就堵到哪里。最常见的栓塞症包括下肢深静脉血栓、肺动脉栓塞、脑血栓、下肢动脉栓塞等。其中,下肢深静脉血栓是外伤、手术和肿瘤等患者身上最常见的栓塞症,也是目前重点关注的栓塞症之一。其最大的危害性在于下肢深静脉血栓一旦发生脱落,栓子可能顺着静脉通路进入右心房,进而通过右心室进入肺动脉,一旦栓子堵塞了肺动脉,人体呼吸时进入肺部的氧气就无法正常输送到全身各处组织,严重时甚至会猝死。为了预防这一可怕的并发症,应积极预防下肢深静脉血栓。

减少栓塞症危害的最重要措施是预防血栓的形成。受伤或手术后要尽快恢复下肢的活动,促进血流速度的恢复。有房颤、“三高”的患者应积极治疗,防止形成各类动脉血栓等。一旦发现有血栓形成,应立即开始治疗,根据病情需要进行抗凝、抗血小板治疗,一些患者甚至需要药物溶栓或者手术取栓、血管放置支架等。

▶ 9. 为什么老年人下肢骨折后血栓、栓塞症高发

确切地说,老年人下肢骨折后最容易发生的血栓类型是下肢深静脉血栓。下肢静脉由于需要把人体的血液由下肢(低处)输送到心脏(高处),为了防止血液逆流,静脉腔内带有瓣膜,这一瓣膜为单向活瓣,血流只能向上,不能向下,这一结构导致下肢静脉更容易形成血栓。

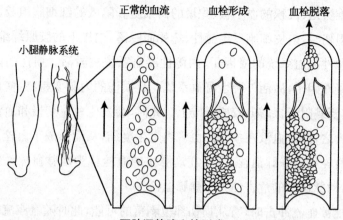

正常的血流　　血栓形成　　血栓脱落

小腿静脉系统

下肢深静脉血栓形成

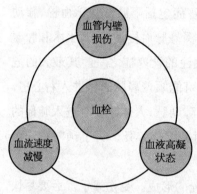

血管内壁损伤

血栓

血流速度减慢　　血液高凝状态

血栓形成过程的"Virchow 三角"

除此以外,静脉血栓形成还需要满足三要素,医学上称为"Virchow 三角"。这三要素为血管内壁损伤、血流速度缓慢及血液高凝状态。

骨折患者常同时存在这三要素,是发生静脉血栓栓塞症的高危人群。骨折后长期卧床更容易引起下肢深静脉血栓形成,因为卧床不动更加剧了血流速度缓慢。当患者体位的突然改变(如久卧后突然下床)或局部按摩等时,可导致深静脉血栓脱落,引起肺血栓栓塞症,如果治疗不及时,肺动脉大面积栓塞往往是致死性的。

▶ 10. 有的老年人卧床期间为什么会便秘或大便失禁

便秘并非完全不排便,而是排便次数减少,并且在排便过程中粪便成块、干硬,有明显排便困难感。排便频率为每天 1～2 次或者每 2 天 1 次都为正常情况,而便秘患者每周排便次数都少于 3 次。老年人因运动量下降、食量减少,胃肠道分泌的消化液随之减少,导致肠道蠕动能力明显下降,并且因盆底肌、腹腔组织结构能力下降,胃结肠反射下降、直肠敏感度减弱,使食糜在肠道内停留时间过长,水分重新吸收增多,最终导致便秘。卧床限制了老年患者的活动能力,此时患者运动量进一步下降,并且受术后疼痛、睡眠质量差乃至不习惯于病床上排便等因素影响,患者一方面进食量减少,另一方面有便意时羞于表达,加重了便秘的情况。

老年卧床患者身体机能明显衰退,血管严重退化,易出现血液凝结现象并造成静脉回流受阻,而且患者由于长期卧床,活动量明显减少,肢体对血管支撑力显著下降,血管受压后容易出现血液回流不畅、血液浓度增高等现象,也会加大血栓形成率。患者卧床时,微小的栓子若进入脑或脊髓的血管中,引起中枢神经的栓塞坏死,则可造成大小便失禁的情况。长期卧床的老年人,出现无法控制大便的情况,是一种危险的信号,说明全身功能衰竭,预后不佳。

一些老年人在卧床期间因为便秘而使用肛塞开塞露甚至用手指抠出干结大便等通便措施后,会导致不同程度肛门括约肌松弛,也有可能引起肛门对大便控制能力下降,出现"大便失禁"的现象,一段时间后,随着身体情况好转,这种现象会有不同程度的恢复。

▶ 11. 有的老年人卧床期间为什么会排尿不畅

需要手术治疗的骨折患者由于腰麻或硬膜外麻醉导致排尿反射被抑制;骨折或手术切口疼痛一方面导致患者膀胱括约肌痉挛,另一方面,用力时疼痛的加重导致患者更加难于排尿。同时,由于卧床、不熟悉的病房环境与排尿习惯的改变,也会导致排尿不畅。还有一些本身患有前列腺疾病的患者,受伤或者手术中断了药物治疗,也可能导致前列腺疾病病情变化,引起排尿不畅。一些患者拔除导尿管后也会出现排尿不畅,主要原因是一时不能习惯卧床排尿,或者导尿后前列腺尿道水肿尚未消退,引起排尿困难。部分或完全失去自理能力期间,有些患者羞于表露便意,合并对疾病本身的担心,生理因素和心理因素共同作用,导致患者排尿困难。

▶ 12. 骨折以后,为什么有的老年人会出现谵妄

谵妄是一种急性意识障碍或认知改变,主要特征就是意识障碍,又称为急

性脑综合征，是精神恍惚的结果，会导致患者出现理解障碍和迷惑状态。谵妄是一种可逆性的精神障碍状态，通常急性或亚急性起病，症状日夜变化大，通常持续数小时或数天，典型的谵妄通常 10～12 天可基本恢复，但如果引起谵妄的易感因素与促发因素没有改变，也可达 30 天以上或转为慢性谵妄。谵妄的特征表现为意识障碍、神志恍惚、注意力不能集中、对周围环境与事物的觉察清晰度降低等。意识障碍有明显的昼夜节律变化，表现为昼轻夜重。患者白天交谈时可对答如流，晚上却出现意识混浊。定向障碍包括时间和地点的定向障碍，严重者会出现人物定向障碍。记忆障碍以即刻记忆和近记忆障碍最明显，患者尤对新近事件难以识记。睡眠-觉醒周期不规律，可表现为白天嗜睡而晚上活跃。好转后患者对谵妄时的表现或发生的事大都遗忘。

　　骨折以后，为什么有的老年人会出现胡言乱语、吵闹、不认人等谵妄症状呢？部分原因是患者因素。一般认为，情绪不稳、多愁善感的患者易产生胡言乱语、吵闹或者昼夜颠倒的谵妄症状；也有一部分是因为骨折及手术后疼痛、睡眠周期及周围环境的改变引起的，或者焦虑、对手术的恐惧等心理因素引起；还有一部分患者是因为药物因素引起，如助眠的非苯二氮卓类药物及一些麻醉镇静类药物等。手术后出现谵妄的患者有一部分可能是因为术中血压波动过剧、低氧血症、过度通气、失血或极度血液稀释影响脑血流或供氧引起。也有一些谵妄患者找不到特殊原因，但发生谵妄的老年人都不同程度地存在认知功能减退，换句话说，手术前认知功能越差的老年人，术后发生谵妄的概率就越高。

第二讲

知病晓因

为什么骨折爱找老年人

老年人体质特殊

■
■
■
■

▶ **13. 老年人骨折和年轻人的骨折有何不同**

老年人骨折多为骨质疏松性骨折。为低能量或非暴力骨折,指在日常生活中未受到明显外力或受到"通常不会引起骨折的外力"而发生的骨折,亦称脆性骨折。"通常不会引起骨折的外力"指人体从站立高度或低于站立高度跌倒产生的作用力。换句话说,在年轻人身上不太会造成骨折的暴力,就造成了老年人的骨折,就是我们所说的老年人"不经摔"。骨质疏松性骨折与创伤性骨折不同,它是基于全身骨质疏松存在的一个局部骨组织病变,是骨强度下降的明确体现,也是骨质疏松症的最终结果。

骨质疏松性骨折具有以下特点:① 骨折患者卧床制动后,将发生快速骨丢失,会加重骨质疏松症;② 骨重建异常,骨折愈合过程缓慢,恢复时间长,易发生骨折延迟愈合甚至不愈合;③ 同一部位及其他部位发生再骨折的风险明显增大;④ 骨折部位骨量低、骨质量差,且多为粉碎性骨折,复位困难,不易达到满意效果;⑤ 内固定治疗稳定性差,内固定物及植入物易松动、脱出,植骨易被吸收;⑥ 多见于老年人群,常合并其他器官或系统疾病,全身状况差,治疗时易发生并发症,增加治疗的复杂性。

▶ 14. 年龄大了为什么骨头质量会变差

年龄越大，骨头质量就会越差，因为年龄大了会出现骨质疏松。

骨质疏松是高发疾病，常见于绝经妇女和中老年群体。很多人认为骨质疏松只是缺钙的表现，其实不良的生活、饮食习惯都可能引发骨质疏松。那具体是什么原因导致老年人骨质疏松呢？

（1）内分泌的变化。进入更年期或过早绝经的女性，卵巢功能衰退，雌激素分泌减少。雌激素具有抑制骨吸收和促进骨形成的作用，当体内雌激素减少，一方面会造成骨对甲状旁腺素的敏感性增加，导致骨溶解；另一方面会影响骨胶原的成熟，使骨形成速度减慢。这两方面的作用共同导致体内骨量的减少，骨质变得疏松。而男性随着年龄的增长，睾丸分泌雄性激素水平下降，导致骨吸收大于骨形成，容易引起骨质破坏或疏松。

（2）钙的摄入量减少。适当摄入钙质，可以增加骨密度，减少骨质疏松症发生的危险性。老年人饮食结构改变，胃肠功能下降，使体内钙吸收减少而排出不变或略有增加，从而造成体内钙的缺乏。

（3）身体运动量减少。在一定应力下，骨骼的密度会增加，骨组织的厚度和骨小梁密度、数量和质量都会增加。而老年人运动量明显减少，强度下降使骨骼所承受应力减少，促使骨骼出现废用性骨质疏松。

（4）日照不足。维生素 D 能够促进钙质的吸收，可以通过晒太阳补充维生素 D。老年人饮食的变化和户外活动的减少，导致体内维生素 D 不足，影响钙的吸收，引起骨质疏松。

（5）疾病因素。长期服用某些药物也会引起骨质疏松，如糖皮质激素、抗癫痫药物（如苯巴比妥、卡马西平）等。

▶ 15. 骨质疏松和老年人骨折有什么关系

骨质疏松与部分骨折存在着因果关系，骨质疏松可导致骨折的发生，且由骨质疏松引发的骨折往往比由外伤引发的骨折更为严重。老年性骨质疏松症患者中骨折的患病率约为 20%,骨折常常是部分骨质疏松症患者的首发症状或首诊原因。骨质疏松性骨折是骨质疏松症最严重的并发症,尤其是髋部、脊柱骨折,致残率、致死率高。一旦发生骨折,骨折部位的疼痛、畸形及功能障碍等症状和体征都会出现。

骨质疏松症患者由于皮质骨变薄,松质骨骨小梁变细、断裂,数量减少,孔隙变大。这样的骨骼支撑人体自身重量及抵抗外力的功能减弱,脆性增加,应力低于骨折阈值,轻微的外力就会导致骨折,例如弯腰拾物、崴脚、拎拿物品等,这种骨折称为骨质疏松性骨折。当骨密度严重降低时,甚至有时连咳嗽、开窗、弯腰、端水这样的小动作也会引起骨折。这类患者在骨折前会出现腰酸、背痛、腿抽筋等骨质疏松症状,可大多数患者误认为这是劳累所致并不上心,直到骨折时才发现自己患有骨质疏松症,这也是为什么大家将骨质疏松症称为"无形杀手"。

▶ 16. 怎么知道自己是否有骨质疏松症

(1)自我评判。"一分钟自我测试表"是全球统一的骨质疏松症快速自我评价标准,由国际骨质疏松基金会(IOF)制定,具体内容包含以下 10 个问题:

---

1. 您是否曾经因为轻微的碰撞或者跌倒就会骨折?
2. 您连续 3 个月以上服用激素类药品吗?
3. 您的身高是否比年轻时降低了 3 厘米?
4. 您经常过度饮酒吗(每天饮酒 2 次,或一周中只有 1~2 天不饮酒)?
5. 您每天吸烟超过 20 支吗?
6. 您经常腹泻吗(由于腹腔疾病或者肠炎而引起)?
7. 父母有没有轻微碰撞或跌倒就会发生髋部骨折的情况?

女士回答:

8. 您是否在 45 岁之前就绝经了?
9. 您是否曾经有过连续 12 个月以上没有月经(除了怀孕期间)?
10. 男士回答:您是否患有勃起功能障碍或者缺乏性欲这些症状?

如果测试者有任何一个问题的答案为"是",就表明有患骨质疏松症的危险,但这不能说明测试者一定就患了骨质疏松症。看是否患有骨质疏松症,还

需要进行专业的骨密度检查。

（2）测量骨密度。目前测量骨密度的方法很多，如利用超声、X 线或 CT 检查进行测量。而使用双能 X 线进行测量则是骨密度测量的"金标准"，主要测量部位为腰椎、髋关节的骨密度。测量结果一目了然，通过报告就能很快了解骨密度的情况。

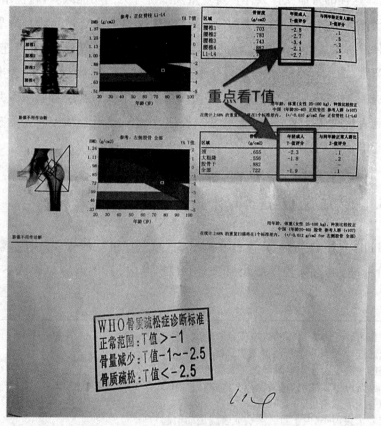

骨密度报告

▶ 17. 为什么老年人容易跌倒

随着我国进入老龄化社会，生活中经常会出现老年人跌倒的状况。在我国 65 岁以上的老年人中，跌倒是伤害死亡的首位原因。随着年龄的增加，老年人跌倒死亡率急剧上升。老年人容易摔倒的原因主要有以下几点：

（1）步态失调。年事已高的老年人步态的稳定性下降和平衡功能受损是引发老年人跌倒的主要原因。老年人在走路时，常出现蹒跚步态，身体重心前移，使身体处于前倾状态；随着活动能力的下降，老年人会更加谨慎地缓慢踱步行走，造成步幅变短、行走不连续、脚不能抬到一个合适的高度，这些都会使跌倒的危险性增加。

（2）视力减退。老年人常表现为视力、视觉分辨率、视觉的空间和深度感及视敏度下降，并且随年龄的增长而急剧下降，容易被行走中的障碍物绊倒。

（3）心脑血管疾病。当老年人患有高血压、冠心病、脑动脉硬化、椎基底动脉供血不足、心律失常等心脑血管疾病时，均可导致短暂的脑供血不足，使大脑缺血、缺氧，最常见的就是卒中。老年人还会因突发脑功能失调、意识丧失而昏倒。

（4）骨骼肌肉系统功能退化。老年人骨骼、关节、韧带及肌肉的结构、功能损害和退化是引发跌倒的常见原因。骨骼肌肉系统功能退化会影响老年人的活动能力、步态的敏捷性、力量和耐受性，使老年人举步时抬脚不高、行走缓慢且不稳，导致跌倒危险性增加。

（5）服用药物。很多药物可以影响人的神智、精神、视觉、步态、平衡等方面而引起跌倒。例如高血压患者过量服用降压药时，会因血压降得过低而突然跌倒；糖尿病患者若血糖控制得不好或服药不当，也会因出现低血糖而跌倒；失眠的老年人服用安眠药等时，可出现头晕而跌倒。

（6）其他慢性疾病。脑卒中、帕金森病、痴呆（尤其是 Alzheimer 型）、脊椎病、小脑疾病、前庭疾病、外周神经系统病变等神经系统疾病；体位性低血压、小血管缺血性病变等心血管疾病；白内障、青光眼、黄斑变性等影响视力的眼部疾病；老年人常见的关节炎会引起下肢活动不便和疼痛，也会增加老年人跌倒的风险。

（7）心理因素。部分老年人和社会的交流相对减少，可能会出现沮丧、抑郁、焦虑、情绪不佳等心理状态，这也会增加跌倒的危险。另外，害怕跌倒也使行为能力降低、行动受到限制，从而影响步态和平衡能力，增加跌倒的风险。

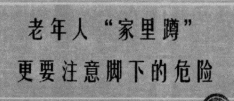

老年人"家里蹲"
更要注意脚下的危险

李 娟
复旦大学附属中山医院 骨科

扫码观看视频

▶ 18. 为什么老年人轻轻摔一跤就容易骨折

　　老年人轻轻一摔便骨折，其真正"元凶"是骨质疏松。骨质疏松是由多种原因导致的骨密度和骨质量下降，骨微结构破坏，造成骨脆性增加，从而容易发生骨折的全身性骨病。表现为腰酸背痛、腿抽筋、驼背、变矮，严重者容易骨折且不愈合。老年骨质疏松症患者常常要忍受由摔倒所引起的骨折之苦。

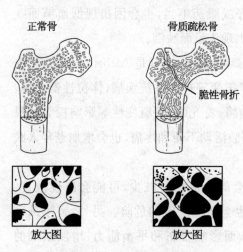

正常骨　　　　　骨质疏松骨

脆性骨折

放大图　　　　　放大图

骨质疏松患者的骨密度降低

　　由于人的骨质从 30 岁左右就开始流失，到了中老年，特别是女性绝经后，雌激素水平大幅度下降，骨钙释出增加，骨头里的矿物质每年以 1％ 以上的速度开始流失；再加上中老年人由于消化系统退化，吸收功能下降，造成钙的主动吸收减少，因此，骨质的分解超过生成速度，最终导致骨骼的细微结构退化、韧性下降，骨头因此变脆，轻微的外力就可以导致骨折。

国际骨质疏松基金会(IOF)指出：在全球年龄 50 岁以上的人群中，约三分之一的女性和五分之一的男性遭遇过骨质疏松导致的骨折，这类人群中 50％的人可能会发生再次骨折。

警惕导致骨折的因素

▸ **19. 服用哪些药物可能增加老年人跌倒的风险**

　　老年人跌倒发生率高、后果严重,是该群体伤残和死亡的重要原因之一。在老年人跌倒的危险因素中,药物是一个很重要的因素。药物的种类、剂量、多种药物联用均可使服药者跌倒风险增加。以下八大类药品服用后可能增加跌倒的危险,老年人尤其要注意。

　　(1)降压药。硝苯地平、氨氯地平、美托洛尔、特拉唑嗪等代表药物会导致体位性低血压,在突然站起的时候可能会引起低血压,从而导致眩晕甚至晕厥和短暂意识丧失而跌倒。

　　(2)利尿剂。利尿药物通过作用于肾脏,增加电解质和水的排出达到利尿效果。一些心功能不全、水肿型疾病的患者需要服用,一些降血压药里也复合了利尿剂,患者服用后可有脱水、低血钾等不良反应,使得老年人跌倒的可能性增加。常用的利尿药有呋塞米、氢氯噻嗪等。

　　(3)镇静催眠药。就是我们常说的各种"安眠药"。服用这类药物的老年人在夜间或清晨起床时有跌倒的风险。代表药物有苯二氮类(地西泮、咪达唑仑、阿普唑、艾司唑仑等)、巴比妥类、佐匹克隆、唑吡坦等,可广泛抑制中枢神经系统,产生镇静、催眠效应。该类药物会显著增加跌倒风险。

　　(4)降糖药。各类口服降糖药在体内作用时间较长,在服用超量或者进食不佳时会导致低血糖，出现头晕、无力等不适，引发跌倒。

（5）抗过敏药。抗过敏药的不良反应之一就是嗜睡、头晕、乏力。一些老年人对抗过敏药较敏感，若服用后出现上述不良反应，可能导致跌倒。

（6）抗精神病药。代表药物有吩噻嗪类（氯丙嗪、奋乃静）、丁酰苯类（氟哌啶醇）、硫杂蒽类（氟哌噻吨）、苯二氮类（氯氮平、奥氮平）等。长期使用这类药物时，易导致共济失调等锥体外系反应，引起眩晕、反应迟缓和体位性低血压等不良反应，是引起跌倒的重要危险因素之一。

（7）抗抑郁药。代表药物有氟哌噻吨美利曲辛、文拉法辛、阿米替林等。这类药物可引起无力、视力模糊、嗜睡、震颤、头昏眼花等，也被认为是服药者跌倒的重要危险因素。

（8）阿片类止痛药物。阿片类止痛药，如吗啡等，可降低警觉或抑制中枢神经系统，导致跌倒。同时还有松弛肌肉的作用，老年人服药后，容易出现昏沉、步态不稳，若再加上环境湿滑、大动作转换，更易发生跌倒。

（9）氨基糖苷类抗菌药物。代表药物有阿米卡星等。这类药品可干扰前庭正常功能，影响平衡能力，使服药者跌倒风险增加。

虽然上述药物可能会增加跌倒的风险，但不代表一旦服用就会发生跌倒，而是在必须使用这些药物时更要提高警惕，预防跌倒；同时必须要规范用药，不能自行调整用量。老年人经常需要服用多种药物，应和开药的医生多沟通，尽量避免多种增加跌倒风险的药物联用。更重要的是，老年人在平躺起身的时候应遵守"三部曲"：平躺 30 秒，坐起 30 秒，站立 30 秒，再行走。避免突然改变体位而引发跌倒。

▶ 20. 哪些身体信号预示着容易骨折

对于老年人而言，骨质疏松性骨折所带来的危害是全方位的。由骨质疏松导致的髋部骨折，保守治疗的患者卧床至少 2～3 个月，严重的可导致患者死亡。因此，积极地预防骨质疏松，避免出现各类骨折就显得尤为重要。那么，中老年人日常生活中有哪些信号预示着患有骨质疏松，容易发生骨折呢？

（1）变矮或是驼背。老年人患骨质疏松症以后，脊椎就会逐渐被压缩变形，同时上身还会向前倾，导致发生身高下降的现象，其实这就是很多老年人比年轻时矮的原因，甚至还会出现驼背的情况。对于突然出现身高降低的中老年人，应当高度怀疑是由骨质疏松引起了压缩性骨折。

（2）发生疼痛。如果是原发性的骨质疏松，通常会出现腰背痛的症状表现。大概有70%的患者会出现疼痛，痛感会沿着脊柱向两边延伸，站直或是长时间站立、坐着的时候，痛感就会加重，尤其是晚上和早上醒来的时候，疼痛会加剧。有时候，即便是咳嗽、排便、弯腰都会使疼痛加剧。

（3）牙齿脱落。对于中老年人来说，"老掉牙"很正常，但这也可能是骨质疏松发出的信号。一旦腭骨受到骨质疏松的影响，骨密度降低、骨质变脆，就容易掉牙。

（4）呼吸功能减弱。由于骨质疏松的出现，胸椎、腰椎发生压缩性改变，会导致脊椎变形，胸廓随之减小，就会让肺部的容量变小，因此，很多老年人会出现走几步就大喘气的情况。

▶ 21. 为何会反反复复骨折

当患有骨质疏松的老年人已经发生了一次骨质疏松性骨折，就属于比较严重的骨质疏松。此时若不加以干预，两三年内，患者很可能会面临多次骨折，甚至丧失独立生活能力。在生活中我们常常看到骨折患者经过治疗痊愈了，但是没过多久再次发生骨折，这是为什么呢？

在身体受到外力导致骨折后，骨折部位以及肌肉、韧带等也会受到不同程度的损伤，为了修复这些损伤，患者需要较长时间卧床休息，肢体功能废用或活动受到限制，由此引起骨量丢失，最终导致更严重的骨质疏松。骨折后引起的骨质疏松被医生称为废用性骨质疏松，它是长时间不活动，以骨量减少为特征，伴有骨的显微结构改变和力学承载能力下降的一类骨质疏松。这类患者在骨折时就诊可能只是轻度骨质疏松或没有明显骨质疏松的迹象，等到骨折部位愈合的中期或后期再复诊时，会发现明显的骨量流失，从而增加了再次发生骨折的风险。因此，发生骨折的中老年患者，应特别注意骨质疏松的治疗和预防。

▶ 22. 老年人太瘦为什么会增加骨折风险

中国有句老话叫作"千金难买老来瘦",实际上过于精瘦的老年人,可能存在肌肉衰减综合征。肌肉衰减综合征首次由 Irwin Rosenberg 在 1989 年提出,用于描述与年龄相关的骨骼肌质量与功能的丧失,是一种与年龄增长相关的,进展性、广泛性的全身骨骼肌质量与功能丧失,合并体能下降、生存质量降低及跌倒等不良事件风险增加的临床综合征。

我国正加速进入老龄化社会,肌肉衰减综合征作为老年性疾病中的一种,因其具有较高的发病率、进展隐匿、渐行性加重等特点,将对我国家庭医疗负担与社会公共卫生支出带来巨大的影响。

肌肉衰减综合征最主要的表现为四肢骨骼肌质量与功能下降。最直观的表现就是肌肉量的减少,老年人会发现自己的肌肉变得松弛、肌肉量减少。研究显示,从 20 岁至 80 岁,个体肌肉质量将减少 30%,肌纤维横截面积下降 20%;而超声检查显示,随着年龄的增加,肌腱硬度下降、肌肉缩短、肌纤维成角降低,肌肉力量下降。通常随着年龄老化,下肢肌肉力量的下降较上肢更为明显,伸肌力量下降较屈肌明显;肌肉力量的下降显著于体积。此外,部分患者出现呼吸肌群力量下降,这将导致心肺系统的相关疾病,如慢性阻塞性肺疾病、慢性充血性心力衰竭等。

除对骨骼肌结构与功能的直接影响外,肌肉衰减综合征还可增加患者跌倒与骨折风险、降低体力活动表现、提高入院概率与次数、加重护理负担,甚至增加死亡风险等。

▶ 23. 如何防治老年人肌肉衰减综合征

肌肉衰减综合征是一种复杂的多因素疾病,患者需要从合适的多学科干预模式中,才能获得良好的防治效果。对肌肉衰减综合征治疗的目的在于减缓或逆转肌肉质量与功能的下降,减少相关并发症,提高生存质量。目前对肌肉衰减综合征的治疗主要包括药物、营养支持、康复训练等。

（1）药物。肌肉衰减综合征的发生和发展与身体内激素水平改变及细胞蛋白质代谢失衡密切相关，因此，目前药物治疗集中在肌蛋白合成激素的补充与蛋白质代谢的平衡调节方面。但现有的药物治疗效果并不理想。

（2）营养支持。营养不良是肌肉衰减综合征的病因之一，补充蛋白质与氨基酸有望能增加肌肉蛋白合成，改善患者症状。研究推荐我国老年人蛋白质的摄入量应维持在 1.0～1.5 克/千克·天，并适量增加富含亮氨酸等支链氨基酸的优质蛋白质。因此，老年人饮食上应注意包含一定的蛋奶肉制品，吃素或者经常吃清粥小菜都不利于肌肉的合成，也不利于钙质的摄取。另外，改善住院患者的营养状态将有助于进一步提高康复治疗效果。

（3）康复治疗。康复治疗是改善老化所造成的肌肉质量与功能下降的有效手段。目前的证据主要集中在主动运动训练方面。渐进性对抗阻力训练的主动力量训练能显著增加老年健康者或慢性疾病患者的肌肉体积、质量、肌力、功率与骨密度，提高患者步行速度、步行距离、日常生活活动能力、生存质量，减少脂肪组织，降低跌倒与原发或伴随疾病发作或加重的风险。

近年新的观点认为，有氧运动训练也有助于肌肉衰减综合征的防治。首先，它能减少身体脂肪比例，减轻慢性炎症，极大地降低代谢性疾病的风险因素，提高心肺功能与活动功能，改善耐力；其次，有氧运动是否能增加肌肉质量与力量取决于训练处方剂量，尤其是运动强度。有研究指出，75％峰功率自行车运动等同于 38％最大动态肌肉力量输出。在合适的运动处方下，有氧运动训练的作用与渐进性对抗阻力训练相同。

▶ 24. 常见的老年人骨折类型有哪些

因为骨质疏松的缘故，老年人好发的骨折包括：脊柱骨折、髋部骨折、桡骨远端骨折和肱骨近端骨折。具体部位示意图如下：

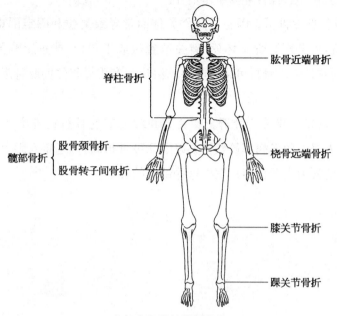

脊柱骨折

肱骨近端骨折

髋部骨折 ┌ 股骨颈骨折
        └ 股骨转子间骨折

桡骨远端骨折

膝关节骨折

踝关节骨折

老年人好发的骨折部位

（1）脊柱骨折。脊柱是骨质疏松性骨折中最为常见的部位，胸腰椎多见，包括椎体压缩性骨折和椎体爆裂性骨折。患者年龄及病史，尤其轻微外伤后出现胸部及腰部疼痛、身高缩短和驼背、脊柱变形或活动受限是诊断的重要参考。骨折后会有明显的腰背痛，尤其是体位改变时疼痛明显，卧床休息时减轻或消失；一般无神经损害表现，但如果椎体压缩程度和脊柱畸形严重，也可出现神经功能损害表现，如下肢感觉异常、肌力减退及反射改变等。

（2）髋部骨折。主要包括股骨颈骨折和股骨转子间骨折，是骨质疏松症最严重的并发症，具有致残率高、病死率高、恢复缓慢的特点，骨折后第1年内的病死率高达20%～25%，存活者中超过50%的患者会留有不同程度的残疾。根据临床表现和影像学检查可明确诊断。治疗骨质疏松性髋部骨折的目的是尽快采取有效措施减轻患者疼痛，恢复患者的负重功能，减少卧床时间。

（3）桡骨远端骨折。部分是关节外骨折，经过手法复位后石膏固定即可，对腕关节功能影响不大；但一些粉碎性骨折，桡骨和腕骨之间的关节面常常也是粉碎的，骨折愈合后常残留畸形和疼痛，造成腕关节和手部功能障碍，表现为屈伸和旋转受限，往往需要手术治疗。

（4）肱骨近端骨折。因骨质条件欠佳而常导致复位和固定困难，尤其是粉碎性骨折，可出现肱骨头坏死、肩关节脱位或半脱位，严重影响关节功能。没有错位的肱骨近端骨折可采用非手术治疗。有明显移位的肱骨近端骨折建议手术治疗。

（5）膝关节和踝关节骨折。膝关节和踝关节的骨折在各个年龄均可发生，在老年人身上的发病率虽然不如以上几种骨折高，但老年人因存在骨质疏松，在轻微的暴力之下也容易发生这些部位的骨折。

第三讲

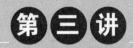

准确判断
各类骨折大不同

脊柱骨折

▪
▪
▪
▪

▶ **25. 脊柱骨折了会有什么症状**

（1）疼痛。骨折部位疼痛是脊柱骨折最常见的症状，常在搬动躯干或变换体位时更加明显，因此患者多不能站立行走。卧床休息时一般可以缓解。此外，骨折局部会有十分明显的压痛及叩痛，并与骨折的部位相吻合。单纯椎体骨折者，压痛较深在，其主要通过棘突传导。椎板及棘突骨折者，压痛较浅表，除单纯棘突、横突骨折外，一般均有间接叩痛，且其疼痛部位与损伤部位相一致。

（2）活动受限。脊柱骨折后患者一般均会出现明显的活动受限。受伤后切忌让患者坐起或使身体扭曲，以免加剧骨折移位及引起副损伤，甚至造成截瘫。

（3）畸形。骨折时脊柱的正常形态发生改变，严重时可能会出现畸形，其中以后凸畸形最明显。此外，因为骨折时椎体高度变矮，还可以出现身高变低。

（4）神经症状。如果骨折块突入椎管压迫椎管内的脊髓，还可能出现相应的神经症状。根据其程度不同可表现为完全性截瘫、圆锥损伤、部分性截瘫及根性受累等症状与体征。颈胸段椎体骨折者，如果压迫脊髓，可能会出现大小便失禁、损伤平面以下感觉和运动功能减退等瘫痪症状。腰椎骨折者可能会出现下肢神经症状,如下肢疼痛、麻木等。

▶ 26. 没受过伤也会发生脊柱骨折吗

没有明显外伤发生的骨折叫作脆性骨折,也叫骨质疏松性骨折。是指在骨质疏松症的基础上,在日常生活中未受到明显外力或受到"通常不会引起骨折的外力"而发生的骨折。"通常不会引起骨折的外力"指人体从站立高度或低于站立高度跌倒产生的作用力,如平地跌倒、搬运重物甚至咳嗽等。

骨质疏松症是以骨强度下降、骨折风险增加为特征的骨骼系统疾病。通常发生于老年患者,特别是绝经后的女性。对于高危患者,应定期进行骨密度检查,如果发现骨质疏松,需要进行药物干预。骨质疏松症患者或高危人群,平时如果出现剧烈腰痛或者发生跌倒,应该及时就诊,避免漏诊骨折造成更大的伤害。

▶ 27. 为什么拍 X 线片发现脊柱骨折还要做磁共振检查

一些发生了脊柱骨质疏松性骨折的患者并没有很明确的外伤史,或者仅仅有轻微的外伤,但是拍 X 线片却发现了椎体的压缩,这存在几种可能:① 本次外伤导致了椎体骨折,或者疼痛是由于本次发生椎体骨折引起;② 患者可能存在陈旧性骨折,一些老年人日常活动即可引起骨折,而当时没有及时发现,骨折已经愈合,但仍然残留了椎体的压缩性改变;③ 因为肿瘤、感染等情况导致病理性骨折。这几种情况所需要的治疗方案截然不同,然而 X 线并不能完全区分这几种情况,因此还需要再加做一个磁共振检查,对这几种情况进行区分,采取个体化的治疗方案,避免误诊和漏诊。

举例来说,如果老年患者腰痛,到医院拍了 X 线片,发现有一节或者更多节腰椎压缩、变形,但是最近患者并没有受过外伤,那么最好再做一个磁共振检查,看一下腰椎变形是新鲜的损伤还是陈旧性改变。如果是新鲜损伤,则需要卧床保守治疗2～3个月甚至需要做手术;如果是陈旧改变,则只需要对症止痛治疗,短时间卧床休养即可。

▶ 28. 脊柱骨折应选择保守治疗还是手术治疗

保守治疗适用于症状和体征较轻,影像学检查显示为轻度椎体压缩骨折,或不能耐受手术者。治疗可采用卧床、支具及药物治疗等方法,但需要定期进行 X 线片检查,以了解椎体压缩是否进行性加重。对于需要长期卧床的患者,平时也需要注意护理,避免出现下肢静脉血栓、肺炎、褥疮等严重并发症。

对于保守治疗无效、疼痛剧烈、不稳定的椎体压缩性骨折,椎体骨折不愈合或椎体内部囊性变、椎体坏死,不宜长时间卧床,能耐受手术的患者,可以考虑手术治疗。根据骨折情况可以选择微创的椎体成形术或开放的骨折复位内固定术。

▶ 29. 手术治疗脊柱骨折的目的是什么

(1)缓解疼痛,促进早期活动。椎体成形术是治疗脊柱骨折最常用的手术方式之一,通过向骨折椎体内注射骨水泥,一方面恢复椎体强度,减轻症状,另一方面,骨水泥的放热性聚合反应产生热量,可引起病椎周围神经组织发生热坏死,缓解疼痛。一般椎体成形术后,患者疼痛症状就可以得到明显缓解,术后第二天就可以在腰托保护下下地活动,极大降低了并发症发生的概率。

(2)恢复脊柱稳定性。椎体成形术可以利用骨水泥的粘接作用使骨折部位稳定并预防其发生微动,避免骨折进一步加重,同时减轻患者疼痛;开放手术则可以通过钉棒系统提供的坚强内固定恢复脊柱的稳定性。

(3)矫正畸形。对于伴有后凸畸形的骨折,椎体成形术中可以通过球囊扩张恢复一定的角度。后凸角度较大的患者,可以通过截骨矫形术恢复脊柱正常的曲度。

(4)促进神经功能恢复。如果患者伴有相应的神经症状,提示有骨折块压迫神经,则需要尽早行开放手术,清除神经周围的骨折块,解除压迫,为受压神经功能的恢复提供机会。

▶ 30. 脊柱骨折的微创治疗是什么

　　脊柱骨折是现代社会的常见病,治疗的基本原则是复位、固定、功能锻炼。常见的治疗方式有开放式手术和微创手术。随着对疾病认知的深入和手术技术的发展,脊柱骨折的微创治疗技术有了非常大的进步。常见的微创治疗方式有经皮椎弓根螺钉内固定术、经皮椎体成形术等。经皮椎弓根螺钉内固定术适用于胸腰椎骨折,特别是没有神经损伤的患者。对有神经损伤需要减压者,在经皮固定的基础上需要辅助小切口对椎管神经减压。与传统的开放手术相比,术中切口小,创伤出血少,术后患者恢复快,可以早期下床活动,对患者术后的功能锻炼和恢复提供了有利的条件。经皮椎体成形术适用于老年骨质疏松引起的骨折,手术一般可在局麻下完成,创伤小,术后1～2天就可以离开病床活动。这两种方式相比于传统开放手术都具有切口小,创伤小,出血少的优点,但缺点是可能术中需要多次进行 X 线透视,患者和手术医师接受 X 线辐射量要比开放手术大。但总的来说,微创首先是一种理念,再是一种方法,最后才谈技术。用最小的创伤、最节约的经济、最快的恢复速度帮助患者,是外科医生的追求。针对具体疾病,还需要手术医师综合各个方面的因素,如患者的病情、经济条件、医院的设施、医生的经验等,来选择最优的治疗方案。

▶ 31. 哪些脊柱骨折需要"打钉子"治疗

　　脊柱骨折的治疗原则为复位、固定和功能锻炼。而其中最常用的固定方式为椎弓根螺钉内固定。根据骨折的分类、分型的不同,需要"打钉子"(即内固定)治疗的情况也不一样。

　　压缩性骨折非手术治疗适用于椎体前方高度丢失小于 1/3、脊柱后凸成角小于 30°的患者,主要采取卧床、加强腰背肌功能锻炼。而内固定治疗适用于脊柱前方高度丢失大于1/3、脊柱后凸成角大于30°,并且骨折块向椎管内突出压迫到神经、有神经症状患者,主要采取复位、减压、固定和植骨融合术。

爆裂性骨折非手术治疗适用于脊柱后凸成角较小、椎管受累小于30%、无神经症状的患者,这种情况下一般需要患者绝对卧床3个月左右;而内固定治疗适用于脊柱后凸明显、骨折块向椎管内突出压迫到神经、有神经症状的患者,主要采取复位、减压、固定和植骨融合术。

其他的骨折类型,如Chance骨折,伴有明显脊柱韧带和椎间盘损伤时,应采取内固定治疗。而一些严重的骨折-脱位多合并脊髓损伤,也需要采取手术治疗,复位骨折和脱位的椎体,使用螺钉来维持稳定性。

简单来说,引起神经压迫或者严重影响了脊柱稳定性的脊柱骨折,往往需要内固定治疗。

▶ 32. 脊柱骨折后怎么进行康复锻炼

老年人脊柱骨折多为胸腰段椎体压缩性骨折,骨折后的治疗有手术治疗和保守治疗。

手术治疗后的康复锻炼

手术治疗包括椎体成形术和内固定术。行椎体成形术的患者,通常在术后第一天就可以佩戴支具起床活动了;行内固定术的患者,在术后2～3天引流管拔除后即可带腰围起床活动。下面谈一下手术后具体的康复训练方法及注意事项:

(1)踝泵动作:反复勾脚背和下压脚背,在动作末端保持3～5秒,每天200次以上。该动作可促进下肢血液和淋巴回流,预防深静脉血栓。

(2)直腿抬高:在绷直下肢的情况下,将下肢缓慢抬离床面20厘米以上,并保持3～5秒,双腿轮流进行。

(3)屈髋屈膝:维持下肢的活动度,足跟放置在床面上,缓慢屈曲髋膝关节至最大限度,移动过程中保证足跟在床上滑动,双下肢交替进行。

(4)外展下肢:缓慢打开双腿至最大限度,保持3～5秒,再缓慢收回,重复10次。此运动可增强外展肌力,提高站立和行走的平衡能力。

（5）腰背肌训练：屈髋屈膝，双脚踩床，缓慢抬起臀部，直至抬平，保持3～5秒，重复10次。

（6）腹肌训练：收肚脐向腰椎靠拢，在动作末端保持3～5秒，重复10次；仰卧位屈髋屈膝，做踩自行车的动作，注意腹肌收紧，缓慢交替模拟踩车运动，每组20次，每日3～5组。

（7）翻身训练：双下肢适度弯曲，滚木样翻身，保持背、腰、臀在一条直线，不可扭转。

（8）坐站训练：在侧卧状态下，先将双脚放于床外，利用上肢撑起到坐位，保持上身正直不弯曲。部分患者会出现头晕，多因体位变化引起，待适应后，可适当扶持助行器站立。

（9）步行训练：步行过程中保持上半身正直，步行距离根据身体状况逐渐增加，转弯时缓慢，用小碎步完成。

（10）如厕训练：如厕一般选择有扶手的马桶，坐下的过程中，保持上半身正直，腰部不可弯曲，缓慢坐下。

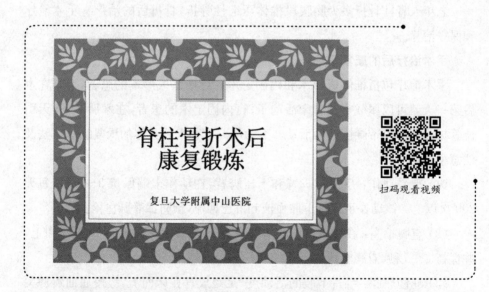

注意事项：①术后6周内不做躯干的屈曲、后伸、旋转等动作；②起床活动需佩戴腰围或支具。

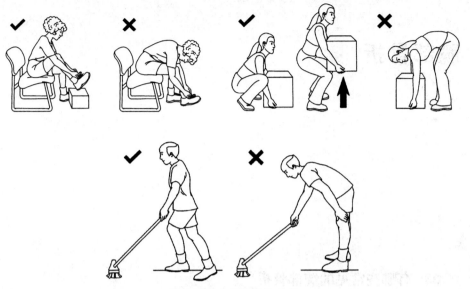

脊柱骨折康复期动作注意

保守治疗的康复锻炼

保守治疗的方式就是在腰围或支具的帮助下,卧床休息 3 个月,直到骨折愈合。锻炼方法参照手术治疗后的康复训练。坐起和站立行走训练需经骨科医生同意,在骨折 6 周后戴腰围或支具逐步开始,起床不宜多,以卧床为主,期间注意预防深静脉血栓和压疮。

髋部骨折

▶ 33. 有哪些常见的髋部骨折

老年人的髋部骨折多为低能量损伤造成,比如从床上或椅子上摔倒后臀部着地。常见的髋部骨折有股骨转子间骨折和股骨颈骨折,少数也会发生骨盆、耻骨和坐骨骨折。这类骨折患者多有骨质疏松病史。

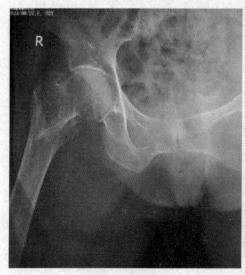

股骨转子间骨折

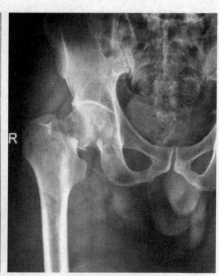

股骨颈骨折

▶ 34. 髋部骨折了会有什么症状

　　髋部骨折首先会非常疼痛,尤其是移位的股骨转子间骨折多为剧痛,受伤侧的大腿和髋关节无法活动。而部分嵌插较为稳定的股骨颈骨折反而疼痛不怎么明显,多为腹股沟处的胀痛,腿的形态也看起来正常,在门诊经常看到有的患者甚至走路来就诊。但腹股沟处会有压痛,甚至大腿轴向敲击患侧的足跟部会引起髋部疼痛,这时就要引起重视。但在两周左右骨吸收后,骨折断端容易发生移位,引起疼痛加重。值得重视的是,有时髋部骨折疼痛似乎来自膝关节而非髋部。出现这种感觉是因为膝关节和髋关节的部分神经通路相同,这种疼痛被称为牵涉痛。但按压或叩击时疼痛在髋部更加明显。

　　其次是下肢关节无法正常活动,并出现缩短和外展、外旋畸形。如果骨折当时骨折块已经分离,患者不能走路、站立或活动患肢。当患者躺下,患肢可能短缩并外展。

　　有些髋部骨折会导致大量出血,甚至有的患者会出现低血容量性休克表现。如果从骨折断裂处或附近撕裂的血管漏出大量血液,患者可能感到头晕或虚弱。伤处可能肿胀,出现青紫色瘀伤。

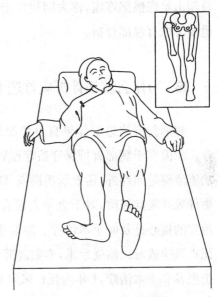

髋部骨折下肢缩短外旋畸形

▶ 35. 为什么老年人髋部骨折容易漏诊

　　首先,老年人因骨质脆性大和强度低,轻微的跌倒就会导致骨折,这跟大多数人认为的骨折需要很大的暴力不太一样,这种骨折容易被忽视。老年人的股骨颈骨折几乎全由间接暴力引起,如平地跌倒、下肢突然扭转等,均可引起骨折。多数是由于路滑、路不平及上下台阶跌伤时下肢扭转、内翻或外翻引起。其次,老年人有时骨折仅有裂缝但没有移位,摔倒后感到髋部或腹股沟处稍许疼痛,还可以行走就放松警惕。门诊和急诊经常看到股骨颈嵌插型骨折的老年人来看病是自己坐公交车或走路来的,这种骨折初期稳定性比较好,但随着骨折断端骨质吸收和没有制动,这种没有移位的骨折就会发展成移位性骨折。再次,老年人因为认知功能下降和对疼痛敏感性降低,对一些轻微骨折的忍受能力比年轻人要强,感觉不怎么痛,从而没有重视,反而延误了治疗,导致骨折病情加重。

因此,老年人如果外伤后髋部疼痛、不能活动,或者即使轻微外伤后能够活动,但髋部或腹股沟处有按压痛时,应怀疑髋部有骨折。髋部前方有压痛以及叩击足底髋部疼痛,称为间接叩击痛,这是骨折的重要体征,出现以上情况也要考虑有髋部骨折。

▶ 36. 为什么髋部骨折应首选手术治疗

髋部骨折的患者如果自身情况允许,没有手术禁忌,均建议进行手术治疗。原因在于髋部骨折保守治疗预后不佳,患者除了要面临骨折引起的剧痛、功能障碍等问题外,还要承担褥疮、肺部感染、尿路感染、深静脉血栓和心血管事件等并发症风险,对于老年人而言,这些并发症均可致命。因此,髋部骨折治疗的核心是及时手术治疗。除非患者基础健康状况差,有很高的围手术期死亡风险或难以耐受手术,多数髋部骨折均应手术治疗。有研究表明,髋部骨折患者非手术治疗,1 年内死亡风险是手术治疗者的 4 倍,2 年内死亡风险是 3 倍。卧床非手术治疗的患者,1 月内死亡风险是早期手术治疗患者的 3.8 倍。由于这部分患者多为老年人,即便行手术治疗,患者术后的运动功能和生活质量均存在不同程度的下降:骨折前能够完全自理的患者,术后 1 年内,约有 11%长期卧床不起,16%需要长期在康复场所治疗,80%需要辅助工具才能行走。

对于无法进行手术治疗的患者,需要进行极为细致的护理和康复,早期无痛活动可以显著降低患者的病死率。

▶ 37. 为什么髋部骨折后应尽快手术

研究表明,髋部骨折患者若无明显手术禁忌,需要尽早手术,这可以改善患者预后。除非患者入院时一般状况不佳或死亡风险很高,无法立即进行手术治疗或根本无手术机会。美国骨科医师学会(AAOS)推荐髋部骨折手术治疗时机是伤后48小时内;英国国家卫生和临床优化研究所(NICE)和澳大利亚国家健康与医学研究理事会(NHMRC)推荐手术时机在伤后36小时内。总之,手术时间要尽可能早。早期手术能迅速止痛,有利于患者术后康复,且封闭了骨折断端的渗血,减少了后续继发出血的可能。早期手术患者可以在床上坐起活动,扶拐或助行器辅助下地行走,大大减少了褥疮、深静脉血栓、泌尿系统感染的风险,减少了患者的病死率。对于股骨颈骨折采用内固定治疗的患者,早期手术还可以尽早恢复股骨头血供、减轻关节囊内压力,可以减少股骨头坏死发生率。

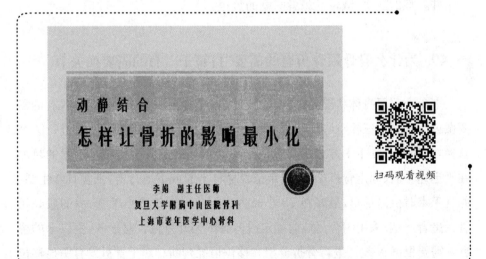

动 静 结 合

怎样让骨折的影响最小化

李娟　副主任医师
复旦大学附属中山医院骨科
上海市老年医学中心骨科

扫码观看视频

▶ 38. 髋部骨折手术治疗的目的是什么

髋部骨折手术治疗的主要目的是尽快止痛,恢复髋关节的活动,让患者可以尽早在床上或在支具辅助下下地活动,从而减少并发症和病残率,提高生活质量。手术还可以恢复髋关节周围解剖关系,减少骨不连、畸形愈合、骨坏死的发生。早期手术可使关节周围肌肉萎缩和肌力减退不明显,更有利于术后康复。对于老年人来说,手术治疗也是减少髋部骨折后病死率的重要措施。

▶ 39. 为什么骨折前已卧床的老年人仍需手术治疗

对于髋部骨折前就已经卧床不能下地活动的老年人仍需要尽可能行手术治疗。髋关节是联系人体躯干和下肢的大型关节,此处骨折的患者往往疼痛非常严重,患者不敢翻身和挪动臀部,容易导致压疮;患者无法在床上大小便,长期使用导尿管容易引起尿路感染;患者在床上无法半卧位或坐起,容易引起坠积性肺炎,导致心肺储备能力下降;患者下肢因创伤无法活动和机体启动凝血机制,会诱发深静脉血栓形成。这些并发症均可致命。而手术可以迅速止痛,让患者可以在无痛状态下在床上坐起或翻身,有利于护理和康复,从而减少了并发症的发生,减轻了患者家庭的负担。

▶ 40. 为什么股骨颈骨折有的需要"打钉子",有的需要换关节

老年人只要身体状况允许,股骨颈骨折一般都需要进行手术治疗,有的需要微创闭合复位三枚空心加压螺钉固定(即"打钉子"),有的则需要进行关节置换,选择哪一种手术方式主要取决于患者的年龄和骨折类型。手术的目的在于迅速止痛、固定骨折端,让老年患者尽早坐起或下地行走,恢复日常生活。并且手术时机需尽早,最好在 72 小时内进行。对于年龄小于 65 岁的股骨颈骨折患者,一般采用闭合复位内固定或者有限切开复位。对于 65 岁以上的患者则需要根据 X 线片进行骨折分型和移位情况判断。对于骨折没有明显移位或轻微移位的患者,骨折愈合率较高,一般进行"打钉子"的手术,术后不能马上下地行走,但可以坐轮椅生活,等骨折愈合后可以下地行走。而对于骨折移位严重的患者,因为股骨头的血供破坏厉害,骨折愈合率很低,以后发生股骨头坏死的机会比较大,一般需要换关节,患者换关节后一般可尽早下地活动。

临床上对于高龄患者则还需要综合评估,为了使这部分患者尽早下地活动,避免长期在床,有的骨折移位不厉害的高龄患者也可以考虑直接进行人工关节置换。

▶ 41. 为什么有的人股骨颈骨折后还能走路

大多数人对于腿或下肢关节的骨折首先想到的都是剧烈疼痛、不能走路等,但有老年人在散步或坐椅子时不小心摔倒,爬起来后只感觉臀部、髋部或大腿根处有些酸痛,走路也没有受到太大影响,便认为自己过几天就没事了,也因此没有到医院去看。然而,在走了几天路之后,疼痛感却越来越厉害,再到医院一检查,发现自己竟然摔成了股骨颈骨折,还需要接受手术治疗,就怎么也想不通。

其实股骨颈骨折之后之所以还能走路,是因为股骨颈骨折后,由于髋部肌肉外旋收缩作用力,使股骨颈的断端嵌插在股骨头里面,形成了暂时的稳定结构,是股骨颈骨折所有类型中比较特殊的一种,所以患者在骨折发生后疼痛感不明显而且还可以继续走路。然而,在过了几天,骨折断面吸收、患者一直走路导致稳定结构被破坏后,骨折移位,疼痛就会加重。因此,老年人在散步或坐椅子不小心摔倒时,即使能够正常走路,如果腹股沟、髋部等处出现酸胀、疼痛等感觉,而且在走路时这些感觉加剧,就说明存在股骨颈骨折的可能性,此时应停止负重和活动,及时就医。

▶ 42. 为什么股骨颈骨折以后容易发生股骨头坏死

股骨颈骨折容易发生股骨头坏死主要是因为股骨头的血液供应比较特殊。股骨头和髋臼组成了一个球窝关节,股骨头是一个囊内关节,成年人旋股内侧动脉的分支骺外侧动脉是股骨头血供的主要来源,且越往股骨头近端靠近,血供越少。研究发现,97%以上的创伤性股骨头坏死的患者出现了股骨头部位的血供改变,提示创伤后股骨头血供改变是造成股骨头坏死的重要原因。股骨颈头下型骨折后,股骨头坏死的概率最高,经股骨颈型其次,股骨颈基底部骨折坏死率最低。股骨颈骨折移位越严重，对血供破坏越厉害，股骨头坏死的可能性也越大。股骨颈骨折后引起出血，这些出血积在关节囊内无法排出，关节囊压力也随之增高，也容易引起股骨头坏死。所以，股骨颈骨折后需要通过手术尽快复位，恢复骨折端的血液供应，这对于降低股骨头坏死概率非常重要。对于一些老年患者，移位明显的或者陈旧的股骨颈骨折，预计股骨头坏死的概率很大，为了避免二次手术，可以直接做关节置换手术。

▶ 43. 髋部骨折后多久能下地走路

髋部骨折一般指股骨转子间骨折和股骨颈骨折，如果不进行手术，一般需要卧床 3 个月左右才能下地走路。而手术后下地时间主要看骨折类型和手术方式。股骨转子间骨折进行了复位内固定手术后，可以尽早坐起，移位较轻或复位满意的患者可以借助拐杖部分负重下地活动；股骨颈骨折复位内固定的患者，也可以尽早坐起或使用轮椅活动，因股骨颈血供差，骨折愈合慢，一般需 3 个月后才能借助拐杖部分负重下地活动，减少股骨头坏死的可能性；而对于股骨颈骨折行关节置换术的患者，在体力允许的前提下，术后可以在助行器辅助下尽早下地进行康复锻炼。

▶ 44. 髋部骨折后如何进行有针对性的康复锻炼

以下"手术治疗后的康复"内容主要针对髋部骨折内固定手术后的康复，股骨颈骨折行髋关节置换手术后的康复详见本系列丛书《骨健康必听必看：髋膝关节病那些事儿》。

手术治疗后的康复

（1）急性期（术后 1～2 天）的康复。此期老年患者由于刚刚做完手术，主要的反应为髋部的疼痛和下肢的肿胀，所以康复目标是消除肿胀、缓解疼痛；预防深静脉血栓和压疮以及肺炎的发生。具体康复方法如下：

1）下肢良姿位的摆放：术后髋关节外展，中立位放置患肢，患肢伸直，将枕头纵向垫于整个下肢下方，形成脚比膝高、膝比髋高的倾斜状态。避免髋内收交叉腿动作。侧卧时以健侧卧为主,双腿之间夹枕头,使患腿保持髋稍外展位。

2)踝泵:通过小腿肌肉收缩与舒张的挤压作用促进血液及淋巴的回流,预防肿胀和深静脉血栓。每个小时练习5分钟,一天练5~8次。麻醉消退后开始活动足趾及踝关节,做踝泵动作,包括屈伸和环转。

3)屈伸动作:缓缓勾起脚尖,尽力使脚尖朝向自己,至最大限度时保持10秒钟,然后脚尖缓缓下压,至最大限度时保持10秒,然后放松10秒,重复动作。

4)环转:以踝关节为中心,脚趾做360度绕环,尽力保持动作幅度最大。绕环可以使更多的肌肉得到运动。可顺时针和逆时针交替进行。

5)肌肉等长收缩:包括股四头肌和腘绳肌的等长收缩。① 股四头肌等长收缩:下肢伸直,保持膝后部贴近床面,膝下垫毛巾,目的是方便感受发力的方向,毛巾不可过厚,收缩大腿前方肌肉,能体会到紧绷感即可,保持3~5秒。

6)腘绳肌等长收缩:膝微屈,这次把毛巾放在足跟,缓慢将足跟压向毛巾卷,收缩大腿后侧肌肉,能体会到紧绷感即可,保持3~5秒。

7)呼吸训练:经鼻吸气,腹部逐渐隆起,再经嘴呼气,腹部逐渐扁平,预防肺炎。

(2)早期(术后2周内)的康复。具体康复方法如下:

1)继续以上训练。

2)术侧髋被动活动:患者放松,足跟放置在床上,由家属或康复治疗师被动将其髋膝屈曲,逐渐增大活动范围。

3)健侧及腰背的主动训练:自由活动健侧肢体,预防肌肉萎缩,维持关节活动度。腰背肌训练时,屈髋屈膝,双脚踩床,缓慢抬起臀部,直至抬平,保持3~5秒,重复10次。

4)CPM(持续被动关节活动设备)辅助训练:患侧肢体应用CPM机器进行肢体的被动活动训练,角度从30°开始,每天增加10°~20°,每天2次,每次30分钟,以感受到轻微疼痛为宜。

5)直腿抬高练习:将患侧下肢伸直,缓慢抬起至足跟离床20~30厘米,保持3~5秒,再缓慢放下,每天2~3次,每次10~20下。(股骨颈骨折加压螺钉内固定患者早期禁止做此动作,待 2 周后,先被动再逐步过渡到主动完成。)

6）髋关节外展练习：患肢伸直,缓慢向外打开患侧肢体 20°～30°,保持 3～5 秒,再缓慢收回,每天 2～3 次,每次 10～20 下。

7）坐起训练：先将床头逐步摇高 30°～60°,待老年患者适应后再完全坐起,每天 2～3 次,每次 30 分钟。坐起时,将膝关节伸直再缓慢放下,做股四头肌肌力训练。

8）不负重站立和行走训练：如果坐位情况良好,可根据情况持双拐或助行器行站立或行走训练,要求患侧肢体不负重,逐渐增加锻炼时间,锻炼结束后平卧,抬高患肢,预防下肢肿胀。

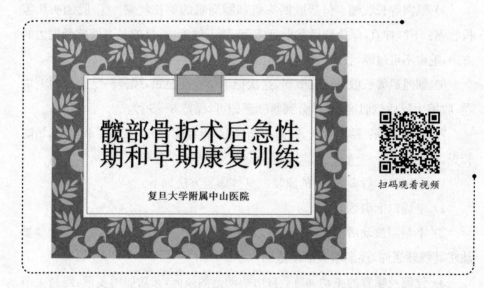

髋部骨折术后急性期和早期康复训练

复旦大学附属中山医院

扫码观看视频

（3）中期（术后 3～6 周）的康复。此期患者患处的肿胀和疼痛较前明显好转,是开展康复的重要时期。康复目标是逐步恢复关节活动范围、增加肌力训练、重建神经-肌肉控制及心肺功能。具体康复方法如下：

1）继续以上训练。

2）直腿抬高训练：股骨颈骨折患者此时可做直腿抬高训练。

3）站立位肌力训练：双手牢固扶持扶手,患侧下肢做前屈、外展、后伸动作,在动作末端保持 3～5 秒,再缓慢回到中立位。每天 2～3 次,每次 10～20 下。

4）部分负重训练：定期复查 X 线，根据骨科医嘱，逐步进行下肢负重训练。随骨折愈合的牢固程度，负重由 1/4 体重～1/3 体重～1/2 体重～2/3 体重～4/5 体重～100％体重逐渐过渡。可在体重秤上让患腿负重，以明确部分体重负重的感觉。逐渐练习至患侧单腿可完全负重站立。每次 5 分钟，每日 2 次。

髋部骨折术后
中期康复训练

复旦大学附属中山医院

扫码观看视频

（4）后期的康复。通常为术后 8 周～3 月以及 3 月以后，此时患者处于骨性愈合期以及塑形期，此期的目标主要是活动范围和肌肉力量等恢复到正常状态。由于开始逐步负重，所以此期的康复锻炼强度宜高，通常以抗重力（肢体的重量）、抗阻力（肢体重量的基础上附加外来的阻力）为主。此期骨折处基本愈合，康复目标是回归家庭和社会。具体康复方法如下：

1）继续以上训练。

2）完全负重行走：患肢能单腿完全负重站立后，逐步去除拐杖和助行器，恢复正常行走。

3）平衡训练：如站立位本体感觉训练，用健侧或患侧下肢作为支撑腿，另一侧分别向前、后、侧方迈步训练。注意保持身体平衡，每个方向分别做 10 次，每日 2～3 组。双腿均需交替训练，或站在专用的平衡垫上训练平衡能力，但最好周围有人或有扶手保护，以防跌倒。

4）静蹲练习：随力量增加逐渐增加下蹲的角度（小于 90°），每次 2 分钟，间隔 5 秒,每组连续做 5～10 次,每日 2～3 组。

5) 跨步练习:包括前后、侧向跨步练习,每组 20 次,组间休息 45 秒,4～6组连续练习,每日练习 2～4 次。

6) 上下楼梯练习:上楼梯时健侧先上,下楼梯时患侧先下。待平衡能力和肌肉力量恢复后,可随意上下楼梯。

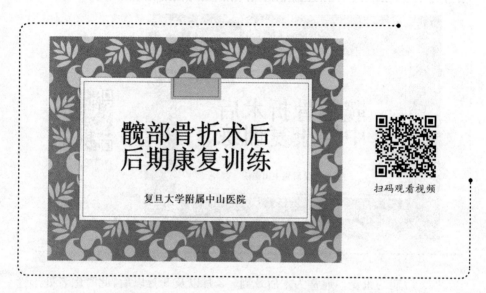

髋部骨折术后
后期康复训练

复旦大学附属中山医院

扫码观看视频

保守治疗的康复

牵引骨折复位后,老年患者采用仰卧位,患肢中立位轻度外展,可外展 $10°～15°$。嘱患者穿丁字鞋,防止下肢旋转导致骨折处移位。健侧正常活动。6 周内,患侧肢体以进行等长收缩为主,做踝泵动作,预防深静脉血栓。6 周后开始辅助下主、被动关节活动,包括屈伸、外展、内收髋关节。直腿抬高动作需在他人帮助下完成。可以逐步坐起,下肢不负重站立。12 周后,确认骨折处愈合情况,经骨科医生确认,可以逐步下床活动。

▶ 45. 为什么说老年人髋部骨折可能是"人生最后一次骨折"

"人生最后一次骨折"不是说这次骨折后就再也不会骨折了,而是一旦发生这种骨折,有的老年人的人生就走到了终点。现实生活中,除了车祸、坠楼等严重的创伤,单单一处骨折很少会导致患者死亡,而髋部骨折则是一个"杀手"。

老年人髋部骨折常见的有两种:一种是股骨颈骨折,一种是股骨转子间骨折。发生这种骨折的患者往往年龄较大,患者家属忌惮手术风险,选择了保守治疗,殊不知保守治疗的风险比手术治疗还高,保守治疗一年内死亡率接近50%。

首先,保守治疗需要卧床2~3个月甚至更长时间。为了骨折端复位,有时还要在腿上穿过钢针或套上皮肤牵引套做牵引,绝对不能下床,大小便也要在床上。每一次挪动身体或者是翻身拍背都会引起骨折部位剧烈疼痛,对患者和家属都是一种折磨,护理难度极大。其次,长期卧床会压迫患者臀尾部、腰背部,引起局部血供不良,产生褥疮,诱发创口感染;长期卧床还会引起坠积性肺炎,导致老年人身体情况进一步衰退;长期卧床后泌尿道感染、肌肉萎缩、深静脉血栓等发生率也会大大增加,严重者危及生命。最后,保守治疗效果欠佳,除了少数轻度骨折外,多数患者即使骨折愈合也是畸形愈合,加上长期卧床导致的肌肉萎缩、关节僵硬,后期影响走路。有些患者还会骨折无法愈合,大大降低了生活质量。

▶ 46. 老年人髋部骨折可能出现哪些后遗症

老年人髋部骨折常见的影响功能的后遗症有疼痛、关节僵硬、畸形愈合或不愈合、股骨头坏死、异位骨化、肌肉萎缩等。而可能危及生命的后遗症有坠积性肺炎、褥疮、泌尿道感染、深静脉血栓等。

▶ 47. 如何评估髋部骨折的临床治疗效果

对髋部骨折临床治疗效果评估方法较多,多数医生采用 Harris 评分量表,从疼痛、关节功能、畸形和关节活动度四个方面进行评估,分数分配比例为44:47:4:5,疼痛和关节功能是治疗效果的主体。也就是说,从患者的角度来看,治疗后如果疼痛较轻甚至没有疼痛,关节功能也能满足日常的行走、上下楼梯、坐椅子等要求,那么治疗效果就比较满意,恢复到骨折前的大体水平,是治疗的终极目标。

桡骨远端骨折

▪
▪ ▪
▪ ▪
▪ ▪

▶ 48. 桡骨远端骨折有什么症状

桡骨远端骨折后，手腕部会出现局部疼痛、肿胀、腕关节活动障碍、皮下瘀斑以及腕关节的畸形。畸形的形状会因为受伤机制的不同而表现各异，对于伸直性骨折，侧面看呈银叉样畸形，正面看呈枪刺样畸形；而对于屈曲型骨折，则表现为腕部下垂，呈现与伸直性骨折相反的锅铲样畸形。除此之外，损伤严重的桡骨远端骨折可能会损伤正中神经及桡动脉等，出现手指麻木、刺痛、无力或者皮肤发冷和苍白。

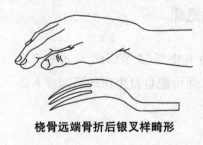

桡骨远端骨折后银叉样畸形

▶ 49. 为什么说腕部骨折是老年人容易发生髋部骨折的预警信号

桡骨远端骨折在全身骨折中所占的比例约为 1/10，但是在 65 岁以上老年人的四肢骨折中，这一比例上升到 17％ 左右，且又以女性居多。究其原因，主要是高龄女性在绝经后体内钙元素大量流失，相对而言骨质疏松比较严重，所以轻微的损伤就会引起骨折。因此，老年人一旦发生桡骨远端骨折，大多预示着患者存在骨质疏松。腕部骨折往往是由摔倒时手撑地引起的。向前跌倒时用手支撑,这是人体的一种自然反应,越年轻的人,这种反射越灵敏。随着年龄增大,这种反射会变得迟钝,跌倒时来不及反应,直接肩膀或者臀部和身体着地,出现肩部和髋部骨折。从几种骨质疏松性骨折最常见的发生年龄来看,也符合这样的规律,即腕部骨折的发生年龄小于肩部骨折,又都小于髋部骨折。如果说腕部骨折对老年人的危害相对较小,那么髋部骨折则对老年人的危害大得多,甚至称为"人生最后一次骨折"。在发生腕部骨折后,要评估骨密度情况,积极地采取措施治疗骨质疏松、改善老年人身体协调能力、避免跌倒,显得尤为重要。

▶ 50. 为什么拍了X线片医生还让做CT检查

X线检查可以清楚地显示人体的骨性结构,且操作简便、设备要求低、费用低廉,因此是临床上诊断骨折最为常用的一种诊断技术。但是X线检查只能进行平面投影,而腕关节的解剖结构复杂,损伤的类型较多,X线片上显示的征象会有重叠阴影,影响诊断结果的准确性。而CT可以通过横断薄层切片和三维重建技术清楚地显示各种不同方向的骨折线,可以大大弥补二维的X线片检查的不足,使得细小骨折在解剖死角亦无处藏身。CT三维重建技术显示的图像好比将骨折的骨骼摆放于桌面,骨折的立体形态和骨折位置直接暴露于医生眼前。特别是通过去腕骨的三维重建,还可显示尺桡骨关节面的损伤情况,对复杂性桡骨远端骨折的分型更准确,为临床治疗提供详尽的参考。

▶ 51. 桡骨远端骨折应选择保守治疗还是手术治疗

桡骨远端骨折的治疗包括保守治疗和手术治疗两种。对于移位不明显的关节内骨折和关节外骨折,以及短缩不明显的稳定型嵌插骨折,可通过闭合复位、石膏管型或石膏托外固定的方法进行保守治疗。保守治疗的标准是:骨折未复位或者手法复位后桡骨长度短缩小于5毫米、尺倾角变化小于5°、关节面之间的台阶小于2毫米,以及背倾角小于5°或者与对侧桡骨掌倾角相差20°以内。当手法复位后骨折的移位无法达到上述标准,则建议选择手术治疗。

▶ 52. 腕关节骨折保守治疗石膏要打多久

腕关节骨折后如果采取保守治疗,则一般需要行石膏外固定,石膏固定时间的长短需要根据骨折愈合的情况决定,通常情况下需要 4~6 周的时间,但是对于老年患者、骨质较差的患者可能需要适当延长 1~2 周时间。治疗期间需要按时、按情况定期更换石膏,一般最初会因为急性期腕关节肿胀,所以给予石膏托固定;而过一周左右,随着肿胀的消退,石膏会变得松弛,这时需要更换为管型石膏继续固定,随后一般每过 2 周左右,定期随访判断是否需要更换石膏。

▶ 53. 为什么有的桡骨远端骨折做了手术还要打石膏或者戴支架

桡骨远端粉碎性骨折属于不稳定性骨折之一,该类型骨折复位困难,复位后不易固定,容易发生再移位。同时,当桡骨短缩 5 毫米以上,关节面移位 2 毫米以上及掌倾角向背侧倾斜 20°以上时,腕关节的位置和运动发生改变,局部应力增加 27% ~51%,可导致创伤性关节炎,故在治疗过程中,切开复位内固定术的应用非常必要,但是单纯的内固定方法对部分桡骨远端复杂性骨折来说也无法获得令人满意的效果,主要是会导致桡骨长度再次丢失。而在内固定的基础上再联合使用石膏或者外固定支架,则可以借助石膏或外固定支架产生的辅助牵拉作用,为桡骨长度的有效维持提供更多的力量,从而进一步防止或减少桡骨长度丢失现象的出现,并能使掌侧倾角在最大限度上得以维持,防止背侧出现倾斜畸形等问题。

▶ 54. 如何有针对性地进行腕部骨折的康复锻炼

桡骨远端骨折是老年人常见的骨折之一,对于稳定的骨折可采取打石膏或上夹板固定的保守治疗,对于有移位和不稳定的骨折则多采用切开复位内固定的手术治疗。相比较而言,手术治疗后可以更积极地开展早期康复,肢体

骨健康必听必看:老年人骨折那些事儿

功能往往恢复得更快。下面分别谈一下手术和保守治疗后的康复锻炼。

手术治疗后的康复

手术后早期规范、科学的康复治疗,可消除肢体肿胀,改善局部血液循环,促进骨折愈合,预防关节僵硬和提高肢体功能。现代康复理念主张在手术复位良好、内固定稳固的情况下,尽早开始系统的康复治疗。

(1)术后 2 周内的康复。具体康复方法如下:

1)良好的位置摆放:抬高肢体,肢体下垫长软枕,形成手高于肘、肘高于肩的倾斜体位,利于血液和淋巴回流,帮助消肿。

2)手部的主动活动:主动做握拳、五指张开、对指、对掌等动作,并在动作末端保持 1~3 秒,尽量多做,动作缓慢轻柔,不引起明显疼痛。

3)肩部主动活动:肩关节做前、后、内、外各个方向旋转的自由活动,参考健侧的活动度尽量达到最大活动范围。

4)肘部主动活动:主动屈伸肘关节,屈曲到最大限度,然后完全伸直。

5)前臂的旋转动作:用健侧手或在康复治疗师帮助下,旋转前臂,掌心向上、向下交替进行,动作轻柔缓慢,不引起明显疼痛。

6)腕部的活动:加压包扎拆除后即可开始辅助下的腕部屈伸活动,动作缓慢轻柔,不引起明显疼痛。暂不做桡侧偏和尺侧偏的挤压动作。活动完冷敷腕部 20 分钟。

(2)术后第 2~6 周的康复。此期疼痛和肿胀大幅减轻,康复的目标是恢复腕关节的活动度以及肌肉力量。具体康复方法如下:

1)继续以上活动训练,参考健侧,争取达到正常活动范围。

2)开始做腕部桡侧偏和尺侧偏的活动,参考健侧争取达到最大活动范围。每日做 2~3 次,每次 10~20 下。

3)开始做腕关节的环绕活动,参考健侧,争取活动范围一致。每日做 2~3 次,每次 10~20 下。

4)肩、肘、腕的抗重力训练,就是在没有辅助、没有支撑的情况下,术侧肢体可以悬空完成各种活动。

(3)术后第 8~12 周的康复。此期肢体往往不再肿胀,做康复锻炼之前可适当热敷,康复训练完后再适当冷敷。目标是在恢复腕部活动度的情况下,争

取将肌肉力量恢复到和健侧一致,同时参与家庭生活。具体康复方法如下:

1) 继续以上训练。

2) 瘢痕治疗:伤口愈合后进行瘢痕按摩;康复科超声波和中频电疗帮助软化瘢痕。

3) 继续强化腕关节各方向活动度的练习,如果骨折愈合情况允许,可由治疗师进行轻柔的关节松动术治疗(此为康复科医生专业手法,可到医院康复科寻求帮助)。

4) 在医师允许的情况下,开始进行抗阻肌力训练,进行腕关节及前臂的渐进性抗阻力练习,阻力可由健侧肢体、医生辅助或借助弹力带等提供。

5) 轻度功能性活动练习:这类练习包括写字、小物品的操控(精细活动)、拧毛巾,开启瓶盖等动作。

6) 恢复日常生活和活动,参与家务,回归家庭。

保守治疗的康复

对于无移位的骨折,尽早开始肌肉等长收缩训练。在骨折后 3~4 周,骨折处有了初步愈合后,拆除外固定,在确保骨折端稳定的前提下,可进行活动幅度由小到大的活动训练和适当的肌力训练,后面流程基本和内固定的康复方法一致。

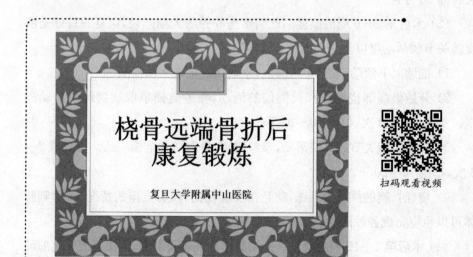

桡骨远端骨折后
康复锻炼

复旦大学附属中山医院

扫码观看视频

▶ 55. 桡骨远端骨折可能出现哪些后遗症

简单的桡骨远端骨折通常愈合良好，不会有长期的后遗症。然而，复杂的桡骨远端骨折的预后则多种多样，畸形愈合或不愈合的比例较高，还会出现关节功能下降、神经性疼痛、复杂区域疼痛综合征以及创伤后关节炎等。其中，腕管综合征和复杂区域疼痛综合征是桡骨远端骨折最常见的后遗症，其次是肌腱炎。严重创伤时可伴发原发性的血管破裂，但继发性或延迟性血管后遗症比较少见。

可以通过有质量的复位、夹板或石膏固定以及在适当的时间内进行早期骨科随访来降低这些后遗症的发生。此外，大多数桡骨远端骨折的老年人应该接受骨质疏松的评估。在老年人中，这些骨折可能是骨质疏松症、病理性骨折以及总发病率和死亡率增加的一个指标。

▶ 56. 如何评估桡骨远端骨折的临床治疗效果

桡骨远端骨折治疗后临床效果的评估一般需要通过几方面综合进行：① 骨折愈合的时间；② 骨折部位骨密度的变化情况；③ 通过常用的"腕关节功能 Cooney 评分量表"评估腕关节的功能情况。该评分量表将腕关节功能分为疼痛、功能、活动范围、屈曲/伸展活动度及握力 5 个方面，最高 100 分。得分越高，提示腕关节功能恢复效果越好，0～65 分为"差"，65～80 分为"可"，80～90 分为"良"，超过 90 分为"优"。

膝关节骨折

▶ **57. 膝关节骨折有什么症状**

　　股骨远端、胫骨近端及髌骨是构成膝关节的骨组织成分,涉及这部分骨组织的骨折都是膝关节骨折,属于关节内骨折。

　　膝关节骨折和其他部位骨折的症状具有一些共性,如疼痛、肿胀、畸形、活动受到严重限制或者反常活动等。此外,开放性骨折还会同时伴有血管、神经的损伤。

　　膝关节骨折患者的疼痛程度与骨折的部位及严重程度有一定的关系。股骨远端骨折一般是受到较大的暴力所导致,骨折较为粉碎,疼痛程度也较重。胫骨近端骨折多指胫骨平台骨折,受到一定压力导致的平台压陷性骨折,疼痛程度可能稍重,而 Schatzker V 型和 VI 型骨折,都是严重的胫骨平台骨折,所产生的疼痛程度也较重。髌骨骨折会出现不同程度的疼痛,因为多数的髌骨骨折为横行骨折,骨折后骨折断端分离,所以骨折断端间的相对活动少,产生的疼痛感亦可能稍轻。此外,除了骨折断端的异常活动会产生严重的疼痛外,局部的血肿形成、软组织的水肿产生都会使局部的组织压力升高,从而使患者感觉疼痛,也就是很多人所说的"胀痛",这种疼痛感有时十分强烈。

　　出血和局部软组织水肿会使膝关节显得肿胀,和正常的膝关节相比,前方的髌骨轮廓会消失,膝关节的周径也会增大,有时还可以看到皮下的淤血、淤青。髌骨骨折的肿胀部位一般在膝关节的前方,而股骨远端和胫骨近端骨折一般是全膝关节肿胀。

几乎所有的骨折都会出现畸形,股骨远端骨折后畸形看上去更为明显,通常骨折断端的远端会向后下方位移,从而使近端戳在肌肉甚至是皮肤上,肉眼有时可以看到在膝关节的前方有一个高高的隆起,而骨折的远端则向下垂。

由于骨折的缘故,正常的膝关节活动会受到影响。比如,髌骨骨折使膝关节的伸直功能被破坏,膝关节不能伸直;而股骨远端骨折或胫骨平台骨折后,膝关节的伸直和屈曲功能都被破坏。

在膝关节的后方有腘动静脉、胫神经和腓总神经穿行,严重的开放性骨折可能同时伴有这些结构的损害甚至完全断裂。腘动脉断裂不仅导致膝关节以下的血供中断,造成膝关节以下缺血坏死,更严重的大出血会使人生命垂危。腓总神经管理着足部的活动,它的断裂会造成足下垂,从而使人行走困难,足部感觉缺失。

膝关节骨折的症状主要是疼痛、肿胀、活动受限或异常活动,因此,患者在膝关节受伤,出现这些症状时应警惕,尽早去医院诊治。

▶ 58. 老年人常见的膝关节骨折有哪些

膝关节主要由股骨远端、髌骨和胫骨近端以及其他软组织构成。因此,膝关节骨折包括股骨远端骨折、髌骨骨折、胫骨近端骨折,其中髌骨骨折和胫骨近端骨折(主要为胫骨平台骨折)更常见。

通常情况下,骨折由外伤引起,根据暴力的作用方式,可分为直接暴力和间接暴力。

髌骨骨折多由间接暴力导致。何谓间接暴力?就是骨折并非由髌骨直接受到冲撞引起,而是由髌骨两极的股四头肌和髌韧带作用导致。人在摔倒过程中,会有一些保护性的动作,当股四头肌(也就是大腿前方的肌肉)强烈收缩时,会把髌骨狠狠地拉向近端,而远端的髌韧带则牢牢地拉住了髌骨的下极,因此髌骨将会从髌骨中份横行断裂,骨折近端被拉向近端,而远端则被固定在原处,形成髌骨骨折,这时髌骨体被一分为二。而直接暴力导致的髌骨骨折要粉碎得多,车祸、重物击打等都会导致髌骨体的碎裂,造成较为粉碎的骨折。

胫骨近端的骨折多为胫骨平台骨折,导致骨折的暴力形式更为多样。胫骨平台和股骨远端形成关节面,当受到来自股骨远端的垂直冲击时,胫骨平台会出现大块的劈裂骨折或者局部平台的塌陷,膝关节的极度屈曲亦会导致股骨远端重重地压迫胫骨平台,从而形成胫骨平台骨折。和髌骨骨折一样,车祸或者重物的直接击打,会造成胫骨近端的粉碎骨折,难以复位。

股骨远端骨折比较罕见,多数为直接暴力引起。有些严重骨质疏松的患者,在膝关节突发极度屈曲时亦可能造成股骨远端骨折。

▶ 59. 为什么拍了 X 线片医生还让做 CT 检查

膝关节骨折在什么时候需要在拍完 X 线片后再去做个 CT 检查呢? ① 在门急诊的时候,有些患者拍完 X 线片,怀疑有些部位的骨组织存在骨折,但在 X 线片上无法确认,则需要进一步进行 CT 检查,明确是否为骨折。② 关节内骨折及关节周围骨折多为粉碎性骨折,通过拍片难以完全看清所有骨折块及所处的位置。现在由于更好的软件出现,可以通过将扫描得到的 CT 图像进行重建,从而再现骨折部位的具体情况,包括碎骨折块的数量、移位情况等,帮助外科医生在手术前进行更好的准备工作。总而言之,CT 利用其更好的局部显像,能帮助外科医生观看难以判断的骨折以及更清晰地显示骨折区域的情况。

X 线和 CT 检查各有各的用途、各有各的优势和劣势,外科医生会根据需要进行这些检查,从而尽量保证每一位患者都能得到准确的诊治。

▶ 60. 膝关节骨折应该选择保守治疗还是手术治疗

膝关节周围骨折的保守治疗及手术治疗应根据骨折的部位决定。

髌骨完全性的横行骨折多采取手术治疗。前文已介绍过髌骨横行骨折的原理,骨折块之间会产生分离,且有很大的缝隙。此外,因为骨折线累及关节面,造成关节面的骨折分离。因此,该类骨折多数采取手术的方式。粉碎性的髌骨骨折也不少见，也宜采取手术固定。说到手术，读者们不必担心，简单的髌骨横行骨折手术治疗后，可以早期进行康复锻炼，加快术后的功能恢复。若骨折为不完全性的横行骨折，且没有伤及关节面，则可以考虑保守治疗。

胫骨近端骨折多为胫骨平台骨折。胫骨平台有内、外两侧，一般以外侧平台骨折多见。胫骨平台是膝关节面的一部分，关节的活动需要平整、光滑的关节面，否则就会疼痛、活动受限。读到这里，读者们应该理解了，如果骨折引起了平台不平整，那么就需要手术，把关节面复位平整，这样可以使之后的关节活动没有疼痛。如果胫骨近端骨折没有涉及胫骨平台呢？我们不妨把整个胫骨比作宫殿的柱子，是小腿支撑膝关节以上部分的支柱（组成小腿骨架的另一根长骨——腓骨并不起支撑作用），如果出现了骨折，就像是柱子断了，它的支撑作用没有了，那么就需要将柱子复位回原来的位置，并用钢板固定起来，让它保持在原来的位置，一直到骨折愈合。当然，如果骨折的移位、成角不明显，是可以不用手术的，但一定要做石膏固定。

股骨远端的骨折往往是由较大的暴力引起，关节面常会受影响，并且发生移位，即使骨折不影响关节面，骨折断端也会有明显的成角、短缩、横移、旋转等情况发生，因此基本都需要手术。

总结下来，因为膝关节周围骨折大多累及关节面，而且由于受到的暴力都比较大，容易产生移位，因此需要手术的情况较为多见。

▶ 61. 为什么有的膝关节骨折做了手术还要打石膏或者戴支具

很多人以为手术后骨折块固定了就稳固了，不能理解为什么术后还需要石膏或者夹板等支具固定，甚至觉得固定牢靠了就能下地活动，不需要任何限制。

在具体的临床病例中我们发现，膝关节骨折有不少是粉碎性骨折，老年人还同时存在骨质疏松的情况。当一些碎骨折块体积很小不能用螺丝钉固定，或者对骨质疏松症患者用螺丝钉固定骨折块时不稳定。医生在手术台上，通过将膝关节进行一定幅度的活动，可以明显地观察到这些骨折块在进行了固定后有不同程度的移动，医生将膝关节伸直或者屈曲在一定角度固定后，这些骨折块将不会再移动,那么医生就会在手术之后再使用石膏或者夹板之类的外固定方式进行一段时间的辅助固定,目的是防止患者在术后做出一些不受控制或者被动的膝关节活动时(例如夜间睡眠翻身、照料人帮忙翻身等情况),骨折块产生移位。这些骨折块移位后,会在患者今后行走、膝关节活动时产生疼痛,使患者膝关节屈曲、伸直活动受限,最终影响生活质量。

因此,对于个别骨折性质较为粉碎、手术中发现骨折块用钢板螺丝钉固定、膝关节活动后骨折块存在一定移动的患者,医生会在术后使用石膏、夹板等外固定措施。一般视骨折和骨骼质量情况,固定时间为 4～6 周。

▶ 62. 膝关节骨折后多久可以下地走路

膝关节骨折后下地走路的时间取决于骨折的部位。

前文所述的髌骨骨折,一般可以早期下地走路。这是因为髌骨并非负重骨,它的主要作用是使膝关节可以有力地进行屈伸活动。因此,在髌骨骨折后,患者可以在拐杖的帮助下下地行走。虽然骨折后的疼痛会影响膝关节的伸直和屈曲,让行走变得困难,但能够早期下地进行康复活动,对于术后的功能恢复、避免卧床并发症仍然是大有裨益的。

然而,胫骨近端骨折和股骨远端骨折则无法过早下地。非常容易理解的一点是,胫骨和股骨分别是小腿和大腿的负重长骨,且是唯一的。因此,在骨折没有一定程度的愈合时,过早下地活动容易导致骨折断端的短缩、成角或旋转的发生。简单地说,就是骨折断端的移位。之后便会产生骨折不愈合、骨折断端疼痛、膝关节活动明显障碍等问题。那什么时候下地比较合适呢? 有一句俗语叫"伤筋动骨一百天",很多人认为到了这个时候骨折愈合了,就可以下地活动了。这也是个误区。"多卧床、晚下地"对于患者的康复其实并不十分有利,而且长时间的卧床会造成机体部分功能退化,增加其他卧床并发症(如肺炎、褥疮、下肢深静脉血栓等)的发生率。因此,对于胫骨近端骨折和股骨远端骨折的患者,我们通常建议,下地活动的时间最早是在骨折施行固定后的第6周。在这个时间点,骨折已经处于愈合的过程中,使用拐杖等工具辅助行走,让膝关节只承受一小部分身体的重力是被允许的。而且生物力学的试验表明,合适的压力还能促进骨折的愈合。

那么对于膝关节骨折行非手术治疗,包括行石膏或支具等外固定方式的患者,他们又是什么时候可以下地呢? 答案也是 6 周。进行非手术治疗的患者骨折移位并不明显,因此一般行 6 周的固定。6 周后,拆除外固定,同样也使用拐杖等工具辅助行走。一开始的负重也十分有限,只能让膝关节承受很少的身体重量,随着康复进行,膝关节的压力也慢慢增加,一直到完全负重,脱去拐杖。

▶ 63. 如何有针对性地进行膝关节骨折的康复锻炼

老年人膝部骨折包括股骨远端骨折、胫骨平台骨折和髌骨骨折,属于关节内骨折。对于无移位的骨折只需要功能位外固定 4～6 周即可开始康复锻炼;对于有移位的骨折,通过手术强调解剖复位,力争恢复关节软骨面的平滑,然后根据骨折愈合的不同时期进行相对应的康复锻炼。下面谈一下膝关节骨折手术后的康复锻炼。

(1)急性期(术后 1～2 天)的康复。此期老年骨折患者刚刚做完手术,膝关节处于加压包扎状态,主要的症状为疼痛和下肢肿胀,所以康复目标是消除肿胀、缓解疼痛、预防深静脉血栓、压疮以及肺炎的发生。具体康复方法如下:

1)下肢良姿位的摆放:术后患肢伸直,将斜形枕放置在整个下肢下方,形成脚比膝高、膝比髋高的倾斜状态。

2)踝泵:通过小腿肌肉收缩与舒张的挤压作用促进血液及淋巴回流,预防肿胀和深静脉血栓。

3)屈伸动作:缓缓勾起脚尖,尽力使脚尖朝向自己,至最大限度时保持 3～5 秒,然后脚尖缓缓下压,至最大限度时保持 3～5 秒,然后放松 10 秒,重复动作。

4)肌肉等长收缩:包括股四头肌和腘绳肌的等长收缩。① 股四头肌等长收缩:下肢伸直,保持膝后部贴近床面趋势,膝下垫毛巾,目的是方便感受发力的方向,毛巾不可过厚,收缩大腿前方肌肉,能体会到紧绷感即可,保持

3～5秒。② 腘绳肌等长收缩：膝微屈，把毛巾放在足跟，缓慢将足跟压向毛巾卷，收缩大腿后侧肌肉，能体会到紧绷感即可，保持3～5秒。

5）健侧及腰背的主动训练：自由活动健侧肢体，预防肌肉萎缩，维持关节活动度。训练腰背肌时，健侧下肢屈髋、屈膝，健侧脚踩床，患侧放松，缓慢抬起臀部直至抬平，保持3～5秒，重复10次。

6）呼吸训练：经鼻吸气，腹部逐渐隆起，再经嘴呼气，腹部逐渐扁平。此锻炼可预防肺炎发生。

（2）早期（术后2周内）的康复。具体康复方法如下：

1）继续以上训练。

2）开始辅助下的屈伸膝训练：在家属或医生的帮助下，缓慢屈曲膝关节，再缓慢伸直膝关节，逐渐增加膝关节活动度。

3）CPM（持续被动关节活动设备）辅助训练：患侧肢体应用CPM机器进行被动活动训练，角度从30°开始，每天增加10°～20°，每天2次，每次30分钟，以感受到轻微疼痛为宜。

4）直腿抬高练习：将患侧下肢伸直，缓慢抬起至足跟离床20～30厘米，保持3～5秒，再缓慢放下。每天2～3次，每次10～20下。

5）髋关节外展练习：患肢伸直，缓慢向外打开患侧肢体20°～30°，保持3～5秒，再缓慢收回，每天2～3次，每次10～20下。

6）坐起训练：先将床头逐步摇高30°～60°，待老年患者适应后再完全坐起，每天2～3次，每次30分钟。

7）不负重站立和行走训练：如果坐位情况良好，可根据情况持双拐或助行器做站立或行走训练，要求患侧肢体不负重，逐渐增加锻炼时间，锻炼结束平卧，抬高患肢，预防下肢肿胀。

Tips：髌骨由于较少参与下肢负重，所以对于髌骨骨折做了内固定的患者，此阶段可在夹板的保护下适当负重，在伸直位站立和行走。

（3）中期（术后3～6周）的康复。此期患处肿胀和疼痛较前明显好转，是开展康复锻炼的重要时期。康复的主要目标是使膝关节恢复到正常活动范围以及提升肌力水平，但肢体往往还不能负重，所以此期的康复锻炼强度宜中，通常以主动活动为主。具体康复方法如下：

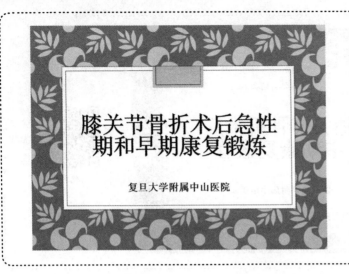

膝关节骨折术后急性期和早期康复锻炼

复旦大学附属中山医院

扫码观看视频

1）继续以上训练。

2）主动屈伸膝关节：逐步增加膝关节屈伸活动度，争取达到正常范围。

3）站立位肌力训练：双手扶持牢固扶手，患侧下肢做前屈、外展、后伸动作，在动作末端保持 3～5 秒，再缓慢放回中立位。每天 2～3 次，每次 10～20 下。

4）部分负重训练：定期复查 X 线，根据骨科医嘱，逐步进行下肢负重训练。随骨折愈合的牢固程度，负重由 1/4 体重～1/3 体重～1/2 体重～2/3 体重～4/5 体重～100% 体重逐渐过渡。可在健康秤上让患腿负重，以明确部分体重负重的感觉。逐渐至可达到患侧单腿完全负重站立。每次 5 分钟，每日 2 次。

（4）后期的康复。通常为术后 8 周～3 月以及 3 月以后，患者此时处于骨性愈合期以及塑型期，此期的目标主要是活动范围和肌肉力量等恢复到正常状态。由于开始逐步负重，所以此期的康复锻炼强度宜高，通常以抗重力（肢体的重量）、抗阻力（肢体重量的基础上附加外来的阻力）为主。此期骨折处基本愈合，康复目标是回归家庭和社会。具体康复方法如下：

1）继续以上训练。

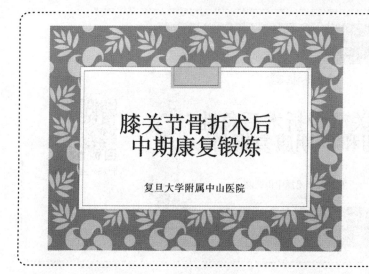

膝关节骨折术后
中期康复锻炼

复旦大学附属中山医院

扫码观看视频

2）静蹲练习：随力量增加逐渐增加下蹲的角度（小于90°），每次2分钟，间隔5秒，每组连续5～10次，每日2～3组。

3）跨步练习：包括前后、侧向跨步练习，每组20次，组间休息45秒，4～6组连续练习，每日练习2～4次。

4）上下楼梯训练：上楼梯时，健侧先上；下楼梯时，患侧先下。待平衡和肌肉力量恢复后，可随意上下楼梯。

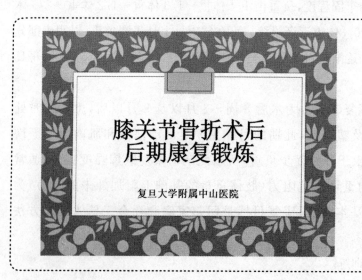

膝关节骨折术后
后期康复锻炼

复旦大学附属中山医院

扫码观看视频

▶ 64. 膝关节周围骨折可能出现哪些后遗症

膝关节周围骨折可能出现的后遗症包括创伤性关节炎（导致膝关节疼痛、活动障碍）、膝关节肿胀、畸形、骨不连等。

创伤性关节炎是膝关节周围骨折最常见的远期并发症。主要是因为膝关节的骨折通常都涉及关节面，一个是髌股关节面，一个是胫股关节面，这两个关节面都和人的行走及其他活动有关。关节面骨折后，大多是关节面不平整，需要通过手术复位后固定，恢复关节面的平整。但是在某些情况下很难维持关节面的平整，例如粉碎的关节面、过早或者不合适地康复锻炼都会使复位的骨折块有一定程度的移位。关节面一旦不平整，关节活动就不顺滑，导致疼痛的发生，疼痛不仅会带来躯体的不便，关节活动因此受限，还会影响心理状态，包括焦虑、烦躁的产生。

膝关节肿胀严格来说并不能作为一个后遗症单独列出，但是有很多患者会关心这个问题。膝关节术后关节肿胀非常常见。术后第 1 周为肿胀的急性期，之后则慢慢减轻，等肿胀消退到一定程度时便不再继续。外观上，膝关节的肿胀仍有点明显，但总体而言，对关节的活动没有影响。因此，对于膝关节骨折术后肿胀，患者不必过多担心，偶尔会有不适，可以适当用点药，改善症状。

膝关节骨折术后畸形很少发生，多数是由于股骨、胫骨骨折较为粉碎，复位时难以找到合适的参考标志，使得骨折固定后，发生一定程度的短缩、成角等。

膝关节周围骨折骨不连的发生概率也比较低。骨不连指骨折不愈合。在膝关节周围，包括髌骨、股骨远端及胫骨近端，血供相对比较丰富，不太容易发生骨不连。如果发生，则可能是有些开放性骨折导致局部的软组织条件变差影响了血供，或者患者自身基础情况比较差，存在糖尿病、尿毒症、下肢动脉硬化等基础疾病，使骨折不愈合。如果碰到这种情况，则需要再次手术介入，以使骨折愈合，否则放在体内的钢板螺丝钉会断裂，骨折部位发生移位，造成更严重的后果。

膝关节周围骨折的后遗症最主要是创伤性关节炎，会造成患者膝关节行走、活动时疼痛及关节活动受限，良好的手术复位、可靠的内固定、恰当的康复训练、合适的下地时机都可以减少创伤性关节炎发生的机会。

踝关节骨折

▶ 65. 如何识别踝关节骨折

踝关节扭伤是常见的意外损伤,俗称"崴脚",发生率很高。突发外伤、运动损伤或局部受力扭转等因素可导致踝关节或韧带损伤,甚至造成踝关节骨折。因为这是一种临床常见疾病,一旦发生足踝损伤,我们应常识性地知晓其局部表现是什么,应该首先镇定下来做些什么。具体做法如下:

(1) 原地坐下休息,观看局部变化,感觉疼痛程度。

(2) 观察局部红肿、肿胀的范围和程度。

(3) 如果发生骨折,局部肿胀明显,疼痛剧烈,皮下可见淤血斑点片,关节活动受限或局部畸形,轻压有骨擦感或骨擦音。

(4) 如果仅为骨裂样骨折,可有上述轻度表现,但不会伤及周围韧带和关节囊组织。

(5) 尽快去医院骨科就诊,进行影像学检查,明确诊断。根据体征和影像学检查确定踝关节扭伤或骨折的部位及严重程度,及时进行专科诊疗。

踝关节骨折的及时就医和就医前的个人保护,对骨折局部避免再次受力错位、加重损伤,避免引起今后的关节不稳定、创伤性关节炎、创伤后畸形等并发症十分重要。

踝关节是人体重要的承重关节,其骨骼具有体积小、数量多、关节多、形态复杂的特点,而且骨骼的曲面、曲率复杂,其前后踝具有各自不同的特殊功能,如平衡稳定人体行走、跑步、跳跃的作用以及后踝的转移负荷、稳定距骨、保证踝关节旋转稳定性的功能。

目前尚无预防踝关节扭伤或骨折的有效方法,建议坚持足踝部锻炼,增强踝关节周围肌肉力量,注重球类或跳跃类等高危运动的护具佩戴,以及有意识地防范运动性损伤。

▶ 66. 为什么拍了X线片医生还让做CT或磁共振检查

踝关节是结构非常复杂的承重关节,也是最容易受伤、最需要伤后"明察秋毫"的关节。足踝由多块骨骼构成,形态、大小各不相同,韧带、软骨没有保护,外伤后撕脱、隐匿性骨折极易造成漏诊误诊,所以踝关节骨折术前的明确精准诊断至关重要。

踝关节损伤首选X线片检查是医学界几乎不变的检查常规。人体其他部位的一般骨折,X线片基本能够明确诊断。但对于解剖结构复杂、骨折类型多样、骨折碎块易重叠、细微骨折线或小碎骨片不易显示的踝关节骨折,X线片检查因为无法清晰显示,经常报告为阴性,其导致的漏误诊成为临床处理最大的困扰。

20世纪70年代初,CT检查问世;80年代末,螺旋CT检查得到应用;90年代末,多层螺旋CT的三维重建在骨科发挥出独特的技术优势,其能清晰地显示重叠的关节骨骼,对骨折的部位、形态及相互毗邻关系,尤其对X线片检查不能发现的小骨折和隐匿性骨折显示清晰。能够对骨折部位的全貌直观显示,对术前详细了解、全面掌握骨折类型、骨片数目、错位状况、是否累计关节面以及确定手术入路、开放复位及内固定方式、踝关节整形方案等提供非常重要的依据。

踝关节骨折经常造成周围软组织、韧带损伤,导致的周围骨髓水肿、细胞外液增多、肌肉组织细微损伤等,术前诊断非常重要。但对软组织损伤,多层螺旋CT检查显著不及磁共振检查。磁共振对于急性踝关节骨质损伤具有独特的诊断优势,其对软组织分辨率高,可进行多参数、多序列成像,能够敏感反映骨髓信号异常变化,即使骨髓损伤在CT检查中显示阴性,磁共振检查通过

骨健康必听必看:老年人骨折那些事儿

其高敏感性及高准确性的技术特点，也能发现隐匿性骨折，提高检出率，避免漏误诊。

因此，医生根据踝关节骨折患者的病情状况和需要，有时候在拍了 X 线片后还要进行这些必要的影像学检查。

▶ 67. 踝关节骨折应该选择保守治疗还是手术治疗

踝关节骨折和损伤的发生率呈逐年增高的趋势。文献报告显示，踝关节骨折约占全身骨折的 4%。踝关节损伤经常伤及韧带，还会发生关节囊损伤、骨折脱位、功能异常，所以治疗方式的选择至关重要。治疗方式选择不正确或贻误最佳治疗时间，可能造成后期的因解剖位置复位不当、关节功能恢复不良而出现的反复关节肿胀疼痛、活动僵硬受限、创伤性关节炎等状况，给患者的工作、生活带来许多不便，明显降低生活质量。

踝关节骨折如何选择下一步治疗非常重要。踝关节骨折临床治疗的基本原则是：解剖复位，妥善固定，促进骨愈合，恢复踝关节功能。

目前，踝关节骨折的治疗方法分为手法治疗和手术治疗。

（1）手法治疗。手法治疗即传统手法保守治疗，疗效与医生的手法复位经验、踝关节的准确复位技术直接有关。手法复位后经外固定，住院时间和住院费用均显著小于手术治疗。但手法治疗存在复位不满意、骨折愈合不佳的不良反应，治疗后关节优良率、关节功能评分均低于手术治疗。对于明显不稳定、复位后移位不能纠正的骨折，就没有必要坚持保守治疗，建议手术治疗，避免出现骨折复位不良的后遗症。

（2）手术治疗。手术治疗是指常见的切开复位内固定，或在可视或关节镜下清理碎骨片、修复断裂韧带等手术。切开复位解剖复位精准，手术复位治疗骨折愈合快，术后可以早期进行功能锻炼，有利于损伤的修复和功能的恢复，踝关节功能恢复满意。踝关节骨折的最佳手术治疗时机是骨折后 6～8 小时以内；若来不及手术，则等到肿胀消退后再手术，一般需要 5～7 天；如果肿胀消退慢，则需要的时间更久。

临床上需根据患者的经济情况和病情，并依照患者意愿，选择合适的方法。

▶ 68. 踝关节骨折后多久可以下地走路

踝关节骨折的损伤机制复杂，创伤类型不同，治疗原则要求尽可能使骨折解剖复位，尽可能保证踝关节生物力学稳定。针对踝关节骨折后发生创伤性关节炎概率高的特点，一切治疗前的方法选择、复位后的康复治疗都是为了降低其不同程度并发症的发生率。

踝关节骨折治疗后多久可以下地走路与传统和目前的康复治疗选择有关。

传统手法复位治疗的患者，通常石膏固定 2 个月左右，在接受针对性下肢功能康复锻炼后，经影像学和临床评估、活动能力分析，医生指导患者站立活动，正常行走。

通过手术复位治疗的患者，目前认为，术后第一天即可进行腰部肌肉、腿部肌肉的训练。运动实验发现，术后 3 天内开始被动运动康复训练，可促进肿胀消退，加快血液循环，提升肌力，最终达到减少纤维蛋白沉积并加速骨折愈合的作用。关节不活动会出现关节粘连现象。术后 3 周下床接受恢复训练，可在双拐支撑下进行不负重行走。在整个训练过程中应注意有无疼痛和肿胀加重，一般情况下以出现轻微疼痛为限，应能够明显感到患肢处较手术前轻松。术后 6 周经 X 线检查后，根据医师指导，可在双拐支撑下进行部分负重行走。此后 3 个月的恢复期内，循序渐进指导患者进行肢体功能康复训练，3 个月后，患者再次接受 X 线检查。通过康复锻炼，患肢基本上恢复正常，能够正常行走、站立，踝关节活动时无明显痛感。

踝关节骨折术后若早期下地活动，能促进消化道功能恢复，增加肌肉强度，防止肌肉萎缩，降低深静脉血栓发生率，减少肺部感染的风险，可降低手术切口并发症风险。

▶ 69. 如何有针对性地进行踝关节骨折的康复锻炼

踝部骨折也是老年人常见的骨折之一，多在跌倒后发生。对于无移位的踝部骨折，可采用石膏或夹板固定 6 周，然后再逐步开始康复训练。对于有移位的骨折,最好的办法是采用切开复位内固定的手术来治疗,术后即刻开始康复训练。下面谈一下手术之后的康复。

（1）急性期的康复（术后第1～2天）。具体康复方法如下：

1）体位：抬高患侧肢体以减轻肿胀。

2）足趾的主动屈伸运动：屈曲足趾,保持3～5秒,伸展足趾,保持3～5秒,反复进行。

3）腘绳肌和股四头肌等长收缩练习：膝关节处于伸直位,足跟向下用力压毛巾卷,保持3～5秒;膝关节处于伸直位,膝后部向下用力压毛巾卷,保持3～5秒。

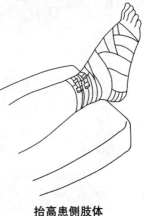

抬高患侧肢体

4）活动度练习（屈髋屈膝）：患者主动屈髋屈膝至最大限度,维持关节活动度。

（2）早期的康复（术后第3天～2周）。具体康复方法如下：

1）重复急性期康复训练内容,增加肌力训练。

2）直腿抬高：平躺于床上,伸直膝关节,将下肢抬离床面,维持3～5秒。

3）腰背肌的锻炼（单桥运动）：平躺于床面,健侧下肢踩在床上,患侧下肢伸直,腰部发力,将臀部抬离床面,维持3～5秒。

4）踝关节的被动活动：老年患者平卧于床上,下肢完全放松,在家属或康复治疗师的帮助下做勾脚背、下压脚背以及环转脚背的活动。患者可在引导下部分参与,主要是被动完成。目的是维持踝关节的活动范围,预防关节僵硬。要求无痛或轻微疼痛,活动幅度由小到大。次数不宜过多,以免引起肿胀。每天2～3次,每次10个即可。活动完后可以冰敷。

（3）中期的康复（术后3～6周）。具体康复方法如下：

1）重复前一阶段的康复训练内容。

2）加强踝关节的被动活动练习：在进行被动踝背伸练习时,以感觉到跟腱及小腿肌群被牵伸到为宜,每次牵伸维持30秒,每天3次。

3）踝关节主动活动度练习：开始加强踝关节主动的关节活动度练习,由被动活动过渡到主动完成,包括屈伸和内外翻。

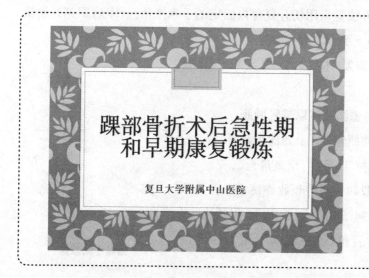

踝部骨折术后急性期
和早期康复锻炼

复旦大学附属中山医院

扫码观看视频

4）踝周肌力训练：开始抗阻下的力量训练，建议用弹力带进行训练，循序渐进。建议每组训练 20～30 次，每天 3 组。随着踝部力量增长，逐渐增加抗阻的强度和次数，如果出现次日无法缓解的疼痛和肿胀，应减少或者暂停训练，必要时复查 X 线。

5）足趾夹布训练：主要目的为训练足趾关节的关节活动范围和足底肌群的力量。需要注意的是，步行中并非只有踝关节存在活动，足趾关节的活动在步行及其他日常活动中均起着重要作用，踝关节康复中不能忽视足趾的主动活动训练。

6）挂拐下步行转移训练：包括去厕所、在轮椅和床之间的转移。最开始需要挂双拐进行活动，并逐渐控制自己的活动范围，不要在能力未达到之前随意增加行走的距离和范围。

（4）后期的康复（术 6 周～3 个月）。此期的目标主要是踝关节活动范围和肌肉力量等恢复到正常状态，由于开始逐步负重，所以此期的康复锻炼强度逐渐增高，通常以抗重力（肢体的重量）、抗阻力（在肢体重量的基础上附加外来的阻力）为主。具体康复方法如下：

1）重复之前的康复训练内容。

2）部分负重训练。

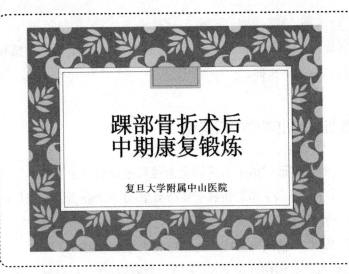

扫码观看视频

3）跨步训练。

（5）术后3月后的康复。此期骨折处基本愈合，康复目标是回归家庭和社会。根据行走的稳定度，从双拐逐渐向单拐、手杖过渡，直至弃拐。具体康复方法如下：

1）继续以上训练。

2）静蹲练习：随力量增加逐渐增加下蹲的角度（小于90°），每次2分钟，间隔5秒，每组连续做5～10次，每日2～3组。

3）跨步练习：包括前后、侧向跨步练习，每组20次，组间休息45秒，4～6

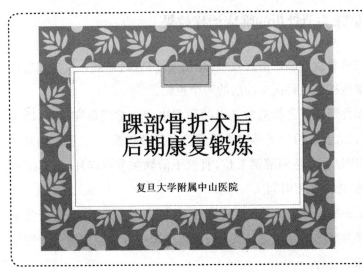

扫码观看视频

组连续练习,每日 2～4 回。

4)上下楼梯训练:上楼梯时,健侧先上;下楼梯时,患侧先下。待平衡和肌肉力量恢复后,可随意上下楼梯。

▶ 70. 踝关节骨折可能出现哪些后遗症

踝关节是将机体的负重形式由垂直柱转化为弓状平面的最主要的承重关节,其生物特性决定了大多数踝关节骨折属于复杂类型,足踝外伤等组织损伤和手术期间的局部操作容易造成骨折愈合后期的后遗症。有些是踝关节骨折后不可避免的后遗症,所以,目前康复治疗成为预防和改善后遗症的重要内容。

踝关节骨折的后遗症有创伤性关节炎、关节功能障碍、骨折愈合延缓甚至不愈合、骨折畸形愈合或关节融合强直、肌肉萎缩或术后皮肤坏死等,严重影响患者的身体健康与生活质量。减低和尽可能避免严重并发症的根本在于骨折后尽早选择正确的治疗方法,以及术后尽早开始功能康复治疗训练。手术切开复位内固定治疗踝关节骨折能确保恢复关节正常的解剖关系,而创伤早期不恰当的保守治疗或错误的手术治疗会引起踝关节骨折复位不良、力线恢复不佳或残余脱位而产生部分愈合或畸形愈合。

▶ 71. 如何评估踝关节骨折的临床治疗效果

如何评估踝关节骨折的临床治疗效果、总结诊疗选择、降低并发症和后遗症的发生率已经成为摆在骨科医生面前的一个难题。

临床治疗外伤性踝关节骨折通常选择两种方法:① 常规保守治疗,即通过手法复位后石膏固定法,但对于难以骨折复位者疗效较差。② 手术切开复位内固定治疗,即通过手术达到解剖复位,直视下清除关节内碎片,内固定有利于早期功能锻炼,缩短康复时间。

评估内容包括肿胀值评定、VAS 疼痛评分、骨折完全愈合时间、完全负重时间、住院时间、踝关节的恢复程度以及并发症发生率。评估按照踝关节恢复情况的疗效评判标准进行。

肱骨近端骨折

72. 肱骨近端骨折有什么症状

肱骨近端是人的上肢和肩膀相连接的部位。该部位骨折是老年人最常见的骨质疏松性骨折之一，通常是老年人站立不稳、滑倒或绊倒时肩部着地受到撞击引起，约60％的肱骨近端骨折是轻微外力下室内摔倒所致。由于肱骨近端是人体肩关节的重要组成部分，因此骨折后最主要的表现就是肩部的疼痛和不能活动。受伤后由于骨折断端和周围的软组织会出血、渗出，因此会出现一定程度的肿胀，刚刚骨折时肩关节肿胀和瘀青可能不严重，加上老年人痛觉不敏感，一部分人容易忽视，一两天后有的瘀青会蔓延到胸壁和肘关节的皮下，出现大片瘀青，这才引起患者的重视。少数情况下，骨折的同时还会合并肩关节脱位，肩关节下方会出现凹陷，甚至骨块压迫肩部的血管、神经，引起手指发冷、发麻、肩部肌肉无力等症状，如果不及时解除压迫，可能产生上肢麻木无力、肌肉神经缺血的后遗症。长时间肩关节脱位很难通过手法复位，还会增加肱骨头坏死的概率。因此，受伤后若出现上述症状，应及时到医院就诊。

73. 肱骨近端骨折应该选择保守治疗还是手术治疗

因为肩关节是人体活动范围最大的关节，日常生活中大部分姿势不需要肩关节完全的活动度,因此肱骨近端骨折可以接受一定程度的移位。原则上,年轻、肩关节活动活跃、对肩关节功能要求高的患者,可以考虑尽早手术治疗,因为保守治疗固定时间越久,出现肩关节功能障碍的可能性越大。对于部分年老体弱的患者来说,由于对力量和功能要求不像年轻人那样高,可以接受的移位程度就更高了。因此,骨折后要从以下几方面判断是否可以采取保守治疗:① X线片或 CT 检查上看骨折移位是否可以接受;② 肱骨头和肱骨干是否还能作为一个整体运动(合并脱位、粉碎性骨折或移位严重的骨折,肱骨头和肱骨干接触面太小导致不能整体运动)。如果满足这两条,那么说明骨折稳定在一个合适的位置,可以采用悬吊带固定,并在一定时间后开始钟摆式功能锻炼。如果患者年龄过大、合并内外科疾病导致不能耐受麻醉和手术的,也可以保守治疗,但会产生一定的肩关节功能损失。但要注意的是,采取保守治疗的患者应定期到医院拍片复查(建议至少伤后第 1 周和第 2 周各来一次)。若在保守治疗期间出现移位加重,则需要进行手术治疗。

▶ 74. 为什么有的肱骨近端骨折需要打内固定,有的需要换关节

肱骨近端骨折手术方式包括复位后钢板螺钉或髓内钉内固定,以及肩关节置换术。对于年轻患者来说,首选是内固定,而对于老年人来说,需要考虑的情况更多一些。很多老年人合并有骨质疏松,内固定切割骨质、松动的风险高出年轻患者数倍。当发生严重粉碎性骨折时,一方面有一定的迟发性肱骨头坏死概率,另一方面,若使用切开复位内固定,手术中移位骨块复位的时间相应就延长了,这就增加了老年人麻醉和手术的风险。因此,当老年患者合并严重的粉碎性骨折时,可以选择肩关节置换术,将粉碎的骨质去除,更换为人工的关节,而不是将骨块一块块地拼起来,减少手术时间,避免长时间手术产生的并发症,有利于老年患者的康复。如果因为各种原因不能或者患者不愿意做人工肩关节置换,而选择做切开复位内固定手术,则必须尽可能地把移位的骨块复位,提供充分稳定的内固定,大部分人可以选择适合骨质疏松性骨折的锁定钢板,尽量减少骨坏死和内固定失败的概率。

▶ 75. 如何有针对性地进行肱骨近端骨折的康复锻炼

内固定术后的康复

一般情况下，只要内固定牢固、老年患者基本情况良好，手术后康复就应该开始了。由于骨折部位在肱骨的近端，肘关节和腕关节以及手部是不受影响的，所以肘关节和腕关节以及手指是可以随意活动的，可以做握拳、张开手掌、对指、腕部的屈伸环绕、前臂旋前或旋后和肘关节的屈伸运动。这里要求所有的关节活动都要到达最大范围。因为早期患者上肢是不允许肢体负重的，所以所有的活动都必须在上臂贴于体侧进行，同时需要健侧手或他人的帮助将伤侧上肢托起，抵抗上肢本身的重量，这样才会相对安全。同时，为了预防上肢肿胀，术侧的肢体应保持远端高于心脏，以促进血液和淋巴回流。

下面来说说肩关节在骨折术后愈合的不同时期，该进行怎样的康复锻炼。

（1）早期的康复（术后2周内）。术后2周内，肩周的肌力训练以等长收缩为主，通过健侧肢体或他人提供适度的阻力，术侧肩部发力做抬起、后伸、外展、内收的动作趋势，要求肌肉有收缩，但是关节没有活动，只是绷紧。对于肩关节的活动，这个阶段以被动活动为主，逐步增加活动范围。同时，老年患者可以身体前屈弯腰，患肢放松，通过健侧肢体带动患侧肢体进行前、后、左、右

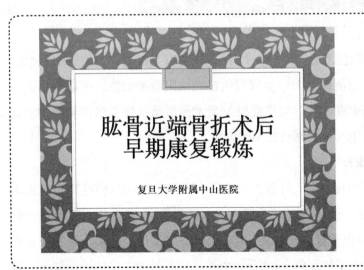

肱骨近端骨折术后
早期康复锻炼

复旦大学附属中山医院

扫码观看视频

四个方向的摆动,每个方向活动到稍微痛的角度即可换方向。每天 2～3 次,每次 10 个。锻炼完后需要冰敷以减轻肿胀和疼痛。

　　(2) 中期的康复(术后 2 周～6 周)。锻炼时候去除肩带,在健侧或外力的帮助下,主动参与活动肩关节,做肩关节各个方向的活动直到逐渐恢复正常活动范围。在体侧和肩外展 90°的情况下,加强肩关节旋转的动作,包括内旋和外旋的动作,如摸后背、摸对侧耳朵和摸后脑勺,这些都是肩关节在旋转活动。每天 2～3 次,每次 10～20 下。同时可以做前爬墙和侧面爬墙的训练。

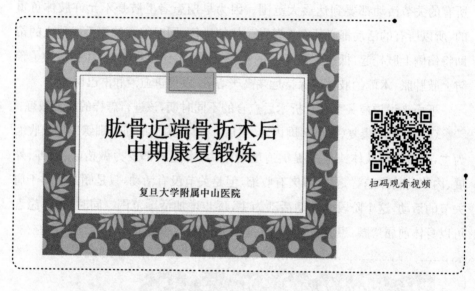

肱骨近端骨折术后
中期康复锻炼

复旦大学附属中山医院

扫码观看视频

　　(3) 后期的康复(术后 6 周～3 个月)。继续以上练习,主动活动肩关节,逐渐开始负重,可以使用弹力带做肩周肌群的抗阻收缩训练。可以适当做一些家务,尽早回归家庭生活。如果此时发现术侧活动范围和肌肉量同健侧比相差较大,可以去康复科咨询康复训练方法。

保守治疗的康复

　　采取保守治疗的患者,通常骨折较稳定,断端对位较好,但往往患肢也需要肩带或支具固定。肘部、腕部、手部也可以随意活动,但要注意不要影响到肩部。此时肩关节由于没有内固定,所以早期不建议过早活动。通常在骨折后 3 周左右,骨折有了初步愈合,才开始由被动训练转为主动的活动训练。对

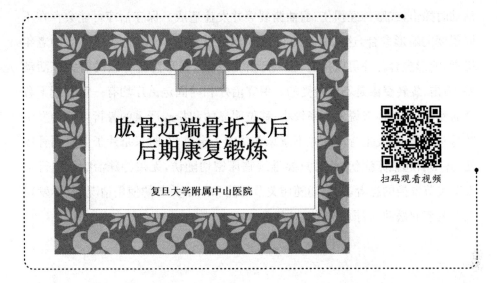

肱骨近端骨折术后
后期康复锻炼

复旦大学附属中山医院

扫码观看视频

于肌力训练,和做内固定的一样,可以很早就通过等长收缩的方式来做锻炼,以预防肌肉萎缩和关节粘连。

▶ 76. 肱骨近端骨折可能出现哪些后遗症

肱骨近端骨折后最常见的后遗症是肩关节活动能力不同程度的丧失,表现在日常生活中就是不能很好地完成梳头、解开内衣扣子等动作,部分患者会遗留不同程度的疼痛。根据骨折类型和患者自身情况合理选择治疗方案、尽早开始康复锻炼是改善临床治疗效果的关键。

▶ 77. 如何评估肱骨近端骨折的临床治疗效果

评估肱骨近端骨折的临床治疗效果要从两方面进行:① 关节功能;② 影像学指标。肱骨近端骨折治疗的目的是保留和改善肩关节功能,避免疼痛,因此,以关节功能的评估为主,影像学指标评估为辅。换句话说,如果关节功能很好,但是片子上表现不尽如人意,也是可以接受的。骨折愈合后仍有一部分患者残留关节活动受限,可能是伤后关节周围瘢痕或移位的骨块造成肩关节活动时撞击，或腋神经损伤、肩袖撕裂等并发症造成。保守治疗可能会存在不同程度的畸形愈合，这从复查的 X 线片上可以发现。对功能要求不高的老年患者，畸形愈合往往可以接受，但对于年轻患者，畸形愈合导致的肩关节活动差、撞击、旋转受限是不能接受的。保守治疗和内固定治疗均有一定骨折不愈合的概率，但总体来说发生率较小；移位明显的和粉碎严重的骨折可能会发生肱骨头坏死，但发生骨坏死并不意味着功能一定差，有时只是片子上看到骨坏死，并不引起临床症状，此时只要继续临床密切随访，无须特殊治疗。进行了人工关节置换的患者，要定期随访关节功能和人工关节的使用情况，及早发现人工关节的松动、磨损和移位情况。

第四讲

合理治疗

因人而异的治疗方法

老年人骨折的院前救助

■
■
■

▶ **78. 老年人在家里受伤了怎么办**

　　老年人在家里受伤后，如果家里还有家属，那应该先将老年人脱离危险的环境，放置在平稳的床上或地上，但尽量减少移动，以免造成二次损伤。如果老年人意识不清，呼之不应，则应立即拨打"120"急救电话，并观察老年人有无呼吸和心搏，若呼吸、心搏消失，则应进行紧急心肺复苏。如果老年人意识清楚，家人要检查老年人身体局部有无疼痛、出血、青紫、肿胀、骨折等，及时采取相应的止血、包扎、固定等措施。正常情况下，不要随便搬动老年人，防止加重病情。如果一定要搬，也应保证平稳。如果老年人想自行站立，可帮助老年人缓慢起立，坐卧休息并且观察老年人病情变化。确认老年人有无明显的出血征象，并尽快拨打"120"急救电话，通知急救人员。

　　如果家里没有其他家属，那老年人本身应先保持镇静，确认自身是否有出血的情况，若无明显出血征象，尽快联系亲属或拨打"120"急救电话，尽快让现场出现其他人，方便进行进一步救治。

▶ **79. 老年人在外面受伤了怎么办**

　　老年人如果在外面受伤，先要确定自身周围环境，如果是在十字路口或其他人流、车流较大的地方，应先将自身脱离危险的环境，然后保持镇静，尽量呼唤周围的人帮忙联系家属或拨打"120"急救电话。

同样，如果你在路上遇到一位老年人受伤了，要先观察老年人的意识情况，若意识不清，则需积极进行抢救措施，并拨打"120"急救电话。如果老年人意识清楚，则可以呼叫更多人来一起帮助你将老年人搬运至安全的地方；若周围环境安全，最好待在原地，不宜随意搬动，并探查老年人身上有无出血、瘀斑等，积极止血包扎，并询问老年人亲属的联系方式，帮助找来亲属，待亲属赶到后，交由亲属处理。

▶ 80. 如何自我评估受伤后是否发生骨折

当受伤后，一般可以通过以下几个方面评估自己是否发生骨折：

（1）损伤局部的瘀血肿胀的程度。一般来说，发生骨折后，局部会出现肿胀，继而可能出现皮下瘀血，伴青紫。肿胀的程度及瘀血、青紫的范围一般与损伤程度相关，肿胀得越厉害，瘀斑出现越早，说明损伤程度越重，可能存在骨折及周围软组织损伤的情况。

（2）疼痛及活动是否受限。一般骨折后会出现局部疼痛，活动时疼痛加重，所以会出现患者受伤后不愿活动的情况，疼痛程度越大，可能骨折的发生概率越大。

（3）局部的异常活动及骨头之间的摩擦感及摩擦音。这一点最为重要，如果本来笔直的手脚发生了弯曲，说明肯定存在骨折，或者自己感觉活动时出现骨折摩擦的感觉或声音时，大概率说明已经发生了骨折，这时候需要积极就医，及时处理，避免产生二次损伤或更加严重的后果。

Tips：发生骨折并不一定会出现很严重的骨折端移位，有时可能只是很细小隐蔽的骨折，最终还是需要去医院进行影像学检查，才能判断是否真的存在骨折。

▶ 81. 如何初步评估受伤的老年人是否有生命危险

当老年人受伤后，应该立即评估老年人的意识状态，若老年人意识不清、呼之不应,则应立即拨打"120"急救电话并观察老年人有无呼吸和心搏,若呼吸、心搏消失,则应紧急进行心肺复苏。此时,老年人就有生命危险,故应积极处理。

如果老年人意识清楚,家属要检查老年人身体局部有无疼痛、出血、青紫、肿胀、骨折等,要及时采取止血、包扎、固定等措施。如果老年人没有特别严重的活动性出血,意识清楚,对答切题,则老年人基本没有生命危险。当然也需要积极至医院完善检查,彻底评估生命体征及受伤情况。

▶ 82. 受伤以后伤口出血怎么办

受伤后伤口出血时,首先要用流动的清水或消毒液冲洗并清理一下伤口周围的泥土等脏东西,以减少感染的发生。其次,观察伤口的出血情况,如果只是渗血或流血不多,可以用干净的布或餐巾纸压迫伤口及周围,起到压迫止血的作用,通常压迫15分钟左右。

当四肢出血的部位较深或者伤口较多时,可用宽布条、橡皮胶管在伤口上方捆扎。捆扎不要太紧,以不出血为度,并且要隔1小时放松1～2分钟。上肢捆扎止血带应在上臂的上1/3处,以避免损伤桡神经。

当手指出血时,可以从手背往前,按住手指指根处两侧的指动脉,减少手指的出血。如下图所示:

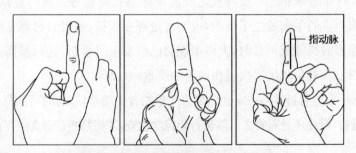

手指出血时,按压指根部的指动脉可减少出血

总之,伤口出血时,主要采用压迫止血的方法,并及早就医,判断损伤程度并确定进一步治疗方案。

▶ 83. 受伤处为什么要冰敷而不能热敷

受伤后,受伤部位无论有无骨折,都多多少少存在软组织损伤,造成受伤处毛细血管及微小动静脉的破裂出血,这也是为何受伤后大多数时候受伤处都会肿胀,随后会出现瘀血和瘀斑。所以,当损伤后有疼痛时,首先要冰敷,可以使周围的毛细血管收缩,减少渗出及出血,减少局部软组织充血水肿,可以起到消肿及减少出血的作用。同时,局部降温可以抑制损伤局部机体自身代谢水平,减少损伤后局部炎性物质的积累,减轻炎性反应。冰冷刺激抑制神经传导,具有提高痛阈的作用,简单来说就是降低对疼痛的感觉程度。而受伤早期热敷可能会引起周围血管扩张,导致肿胀、出血进一步加重,引起不良后果。因此,建议伤后 24～48 小时应该冰敷。

▶ 84. 就诊前如何减轻骨折的疼痛和防止进一步损伤

当患者发生骨折后,可以做如下简单处理,减轻骨折的疼痛和防止进一步损伤:

(1)观察骨折部位的皮肤,若有皮肤伤口或出血,要清除可见的污物,然后用干净的毛巾等加压包扎,切忌往伤口上洒止血药粉、抗生素等。

(2)四肢开放性骨折有出血时,可用宽布条、橡皮胶管在伤口的上方捆扎,并记录捆扎的时间。捆扎不要太紧,以不出血为度,并且要隔一段时间放松一会儿,以免发生肌肉和神经的缺血坏死。一般来说,上肢捆扎 1 小时、下肢捆扎 1 个半小时左右需要放松 10～20 分钟。上肢捆扎止血带应在上臂的上 1/3 处,以避免损伤桡神经。

(3)上肢骨折可用木板或硬纸板进行固定,然后用绷带或绳子悬吊于脖子上。下肢骨折可用木板捆扎固定,也可将双下肢捆绑在一起以达到固定的目的。减少骨折断端的活动,减少骨折断端对周围软组织的损伤。

(4)骨盆骨折时,用宽布条或床单、被套等扎住骨盆,患者仰卧同时保持膝关节半屈位,膝下垫一个枕头或折叠的衣物,以稳定身体,减少晃动。

（5）通过以上处置后，可搬运患者送医院。搬运患者动作要轻，受伤肢体避免弯屈、扭转。搬运胸、腰椎骨折患者，须由 2～3 人同时托住患者的头、肩、臀和下肢，把患者平托起来放在担架或木板上。减少搬运给患者带来的脊柱、脊髓二次损伤。

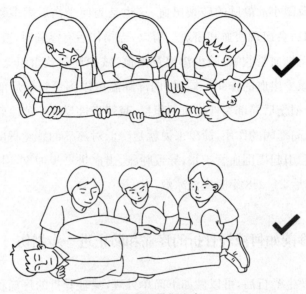

正确搬运骨折患者

手术还是保守治疗，这是个问题

■
■
■
■
■

▶ **85. "手术伤元气，宁愿保守治疗"，这种想法对吗**

骨折治疗的根本目的是让骨折部位的功能得到改善，避免各类并发症甚至死亡的发生。骨折的治疗有许多种类和方法，可以分为保守治疗和手术治疗。两种方法各有其优缺点。简单来说，保守治疗的优点是可以避免手术带来的局部损伤和全身影响，缺点是骨折的治疗（包括复位和固定等）不够满意，并且通常需要在数周至数月时间内限制患处的活动，从而对患肢功能甚至全身健康产生不好的影响。手术治疗则相对而言更能帮助骨折的愈合和患处功能的恢复，然而客观而言，确实存在一些不良反应，对患者身体条件也有一定要求，确实不是有利而无害。

髋部骨折（股骨颈骨折、股骨转子间骨折等）是老年人的常见损伤之一，具有"人生最后一次骨折"的称谓。一般老年人全身条件（如营养、力量等）较差，发生髋部骨折后，如果保守治疗，需要长期卧床，容易发生心肺功能减退、器官功能衰竭、褥疮、深静脉血栓、肺梗塞等严重影响生命的后果。同时，如果选择手术治疗，因为全身条件不佳，手术风险很大，有可能会过不了手术这一关。目前认为，如果患者平时全身条件较好，可以有一定生活自理能力，则选择手术治疗"搏一下"，对患者以后生活质量的恢复具有很重要的意义，能大大降低骨折后 1 年内的死亡率；但如果患者平时需要长期卧床且生活难以自理，身体条件无法胜任手术或麻醉，那么选择保守治疗可能对其近期生存更有帮助。

腕关节桡骨远端骨折也是老年人常见的损伤。这种骨折大多能较为方便地复位和外固定（如夹板、石膏等），可以满足功能的基本恢复，因此多可以保守治疗。但是一旦此类骨折累及腕关节的关节面，或者是粉碎性骨折，此时仅靠体外固定就不足以维持骨折复位，在保守治疗过程中容易发生错位，易出现骨折愈合后发生创伤性关节炎、畸形愈合甚至不愈合。这种情况下，如果追求较好的腕关节功能恢复，建议手术治疗。

由此可见，无论是保守治疗还是手术治疗，选择治疗方式最根本的理由是看最终的目的，是为了使患处恢复更好的功能，为了日后更好的生活质量，还是为了近期生命的保存。这是在老年人骨折治疗过程中，患者和医生都需要考虑的中心问题。

▶ 86. 哪些老年人骨折需要手术治疗

老年人由于骨量减少、肌力下降和内科基础疾病等原因，是骨折的高发人群。老年人骨折尤以髋部骨折、腕部骨折等最为常见。从骨折的治疗本身来讲，治疗方法可分为保守治疗和手术治疗。老年人由于其特殊性，在选择手术治疗前，应更为谨慎和全面评估。

一般来讲，保守治疗需要长时间卧床的骨折，如髋部骨折、脊柱骨折、膝关节骨折等，在卧床期间极易导致坠积性肺炎、尿路感染、下肢静脉血栓、褥疮以及骨折畸形愈合等并发症，往往预后不好，一般建议此类患者若身体条件允许，应尽早手术。常见的手术方法包括：全髋关节置换、半髋关节置换、骨折切开复位内固定以及闭合复位内固定等。

而发生在上肢和下肢远端的骨折，比如肩关节、腕关节和踝关节等处的骨折，患者不必长时间卧床，至少可以坐起，一般并发症较少，医生可通过具体骨折的程度、分型以及老年人对功能的需求再做手术的决定。

▶ 87. 有哪些常用的骨折保守治疗方式

常见的骨折保守治疗方法包括：石膏、夹板、支具、牵引等。

保守治疗适合没有明显移位的骨折，或者手法复位后对位、对线良好，比较稳定的骨折。一些身体情况较差，无法耐受手术和麻醉的患者，也只好采用保守治疗。骨折的保守治疗通常需要跨关节固定，如无移位的桡骨头骨折，则需要通过长臂支具或夹板固定。以腕部的桡骨远端骨折为例，大部分情况下可通过手法复位获得理想的复位情况，再辅以石膏的固定，定期复查更换石膏即可获得骨折愈合和功能恢复。当然，若骨折不稳定，发生复位丢失等情况，还是建议手术治疗。

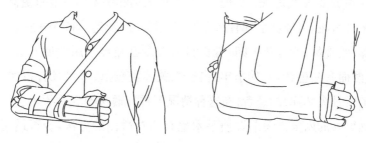

长臂支具和夹板固定

再以老年髋部骨折为例，若存在严重的手术禁忌无法手术，则需卧床制动，辅以下肢的皮牵引固定。

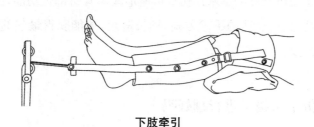

下肢牵引

▶ 88. 老年人骨折都应该采用微创手术吗

大部分老百姓的观念里，微创就是伤口小的手术。在医学上，"微创"手术较为准确的定义是指相比传统的手术方法（即"开放"手术）而言对身体正常结构损伤较小的手术方式。微创手术并不一定是指更先进、疗效更好的手术类型，更不是手术切口小就是微创手术。骨折的微创手术尽管具有手术损伤小、恢复过程快等优势，但同时也存在局限性，比如手术时间延长、骨折不能得到最大限度复位等，并且会因为具体手术方式特点发生相关的并发症。我们以老年人最常见的两种骨折——胸腰椎压缩性骨折和髋部骨折作为例子。

胸腰椎压缩性骨折的传统手术方法是脊柱切开复位内固定术，通过螺钉和连接杆将胸腰椎压缩性骨折的部分重新撑开复位，以恢复脊椎的高度，改善骨折的愈合。目前胸腰椎骨折较为常见的微创手术方式包括经皮螺钉内固定术和椎体成形术（或后凸成形术）等，这两种微创方法需要让医生和患者在手术当中受到更多X线透视。同时，前者对植入物和手术器械要求更高，而后者因为使用骨水泥，可能会引起骨水泥渗漏、过敏、肺栓塞等特殊并发症。

髋部（股骨颈、股骨转子间）骨折目前大多已经可以用微创方法进行内固定治疗，然而有些患者，尤其是年龄较大、关节炎较重、股骨颈骨折严重（以后容易发生股骨头坏死）的患者，在这种情况下进行髋关节置换手术会使髋关节功能得到更好的恢复。关节置换手术也有相对微创的方法，能否适用涉及患者体型、手术体位能否配合、有无特制手术器械等。

总而言之，微创是一个相对的概念。随着医学的进步，越来越多的手术技术可以变得更为微创，但是因此也会有更多相关的并发症和不足。骨折手术的根本目的是通过合理的手术损伤尽可能地改善骨折部位功能，因此，根据患者的具体病情，选择合适的手术方式，扬长避短，才能获得最佳的治疗效果和患处功能的恢复。

▶ 89. 骨折手术越早进行越好吗

一旦发生了骨折，人体会发生一系列问题。从骨折本身而言，包括受伤部位出血、肿胀和炎症反应以及相邻脏器或组织的损伤（如骨盆骨折会导致尿道、肠道的损伤，四肢骨折可能导致血管神经损伤，以及伴有皮肤破损的开放性骨折等）。此外，骨折还会引起一些短期和长期的并发症，前者包括伤口感染、脂肪栓塞、骨-筋膜室综合征等，后者包括褥疮、肺炎、尿路感染、深静脉血栓、创伤性关节炎以及各种愈合不佳导致的骨与软组织慢性损伤或畸形。患者身体条件也十分重要，老年人常常会因为脑梗死、心肌梗死等摔跤导致骨折,这些对于治疗的合理选择具有非常重要的影响。当然,也要考虑到骨折患者和家庭的社会及心理情况,包括对骨折治疗的认知和意愿、康复方面的配合程度和能力投入等。由此可见,什么时候是最佳的手术时间,需要在充分地综合考虑以后,选择一个比较合理的窗口。

骨折治疗的目标是患处功能的恢复和生活质量和能力的改善。不过在此之前,生命的保护是更为首要的前提条件。对于一些损伤严重、全身情况很差的患者而言,延期对骨折进行治疗而首先挽救生命应该成为当务之急。在生命得到保障或者骨折不进行手术治疗可能导致生命力进一步降低的情况下,应该尽早手术治疗。

在一些情况下,急于进行骨折手术也有不利的一面。例如四肢骨折(尤其是小腿骨折),受伤以后患处会迅速发生肿胀瘀血,此时软组织会因为水肿而压力增高(就像汽水会从饮料瓶里喷出一样),急于手术会导致手术伤口缝合十分困难,导致伤口感染风险增大,进一步造成伤口和骨折愈合不佳、骨折内固定物失效或需要取出、多次手术甚至截肢等不良后果。这时,建议先通过保守治疗或者简单的手术治疗方法减轻软组织肿胀(包括石膏外固定、外固定支架、药物治疗、物理消肿等),等条件改善后再安全地进行正式的骨折内固定治疗。

如果手术不是在受伤后马上进行,在一定时间的卧床制动以后,患者容易发生深静脉血栓,如果血栓栓子脱落引起肺栓塞,将会引起生命危险。因此,在手术前通过超声筛查是否存在深静脉血栓十分重要。一旦发现深静脉血栓,应当请血管外科医生协助判断是否需要放置腔静脉滤网来预防肺栓塞的发生,有时也会因此导致骨折手术时间点的延期,不过这对患者而言是有益的。

▶ 90. 骨折以后需要静养,这种说法对吗

发生骨折以后,无论是选择保守治疗还是手术治疗,在骨折愈合前,都需要让患处进行足够程度的休息,但也不是完全不能活动,甚至有时强调要多动。现代骨折治疗理念认为,影响骨折后功能恢复的因素主要包括骨折和患者本身的条件、骨折复位和固定是否合理、骨折愈合是否良好以及患肢术后功

能锻炼是否积极等。

　　静，是必要的。对于一些骨折情况，比如肱骨近端骨折、脊柱骨折、髋部骨折等，若选择保守治疗，难以依靠外部支具或石膏对患处进行妥善固定，因此只能靠卧床制动来帮助骨折部位的复位，提供较为稳定的骨折愈合条件。对于脊柱、骨盆和下肢的骨折而言，由于这些都参与了人体的承重功能，因此即使选择手术治疗，仍不能过早负重行走，否则可能加重骨折移位、引起手术植入的钢板螺钉等内固定物的松动或断裂，导致手术失败，对骨折愈合有害。

　　动，也是必要的。骨折愈合本身需要一定程度的应力。同时，长期制动会导致肢体僵硬、关节粘连、肌肉废用性肌萎缩等，这些都会引起患处功能受限。所以，骨折固定后早期活动也是骨折愈合过程中十分重要的环节。

　　静，我所欲也；动，亦我所欲也。总的来说，在骨折治疗过程中，还是要以静养休息为主，切不可急于回归正常生活。与此同时，在医生的指导下，应该进行适度而充分的康复锻炼。动静结合，才能使骨折患者得到最好的治疗效果。

▶ 91. "伤筋动骨一百天"，这种说法对吗

　　一百天差不多是需要的，当然也可能会更久。

　　骨折愈合的过程可以分为 3 个阶段，即血肿炎症机化期、原始骨痂形成期和骨板形成塑形期，分别在骨折后的 1～2 周、4～8 周和 8～12 周完成。这三种改变是相互交织逐渐演进的，不同部位和形态的骨折，愈合时间会略有差别。

骨折愈合时间

骨折类型	上　　肢		下　　肢	
	临床愈合	牢固愈合	临床愈合	牢固愈合
螺旋形或长斜形	3 周	6 周	6 周	12 周
横断形	6 周	12 周	12 周	24 周

血肿炎症机化期在骨折后即开始发生。骨折会引起局部出血和血肿,骨折断端缺血坏死,产生无菌性的炎症反应(并不是通俗的"发炎")。随后会引起身体修复机能,一方面清除这些垃圾,另一方面引导新的组织在损伤处产生,将骨折两端连接起来。

原始骨痂形成期在这之后发生。损伤部位发生血管和骨细胞的大量和定向增生,使得新骨形成,称为骨痂。根据形成原理的不同,可分为内骨痂(靠近中间骨髓)和外骨痂(靠近骨表面),这些骨痂不断形成、相连并且强化,使得骨折处足以抵抗肌收缩及剪切力和旋转力,达到骨折临床愈合。此时 X 线片上可以看到骨折处有梭形骨痂阴影,但骨折线仍隐约可见。

骨板形成塑形期是骨折愈合彻底完成的过程,原始骨痂被规则的板层骨逐步替代,使得骨折部位形成坚强的骨性连接。随着肢体活动和负重,骨负重区的骨质得到不断增强,负重区外的多余骨痂被吸收,使得梭形骨痂得到塑形,在组织学和影像学上基本不留痕迹。

以上是骨折愈合的大致过程。事实上,骨折的愈合受多种因素影响,包括复位是否良好,固定是否牢固,骨折损伤部位和程度、康复锻炼以及患者骨代谢情况等。有些情况下,骨折后三个月时仍不能完成愈合,使得骨折治疗需要进一步进行,甚至更换治疗方法、再次手术治疗等。

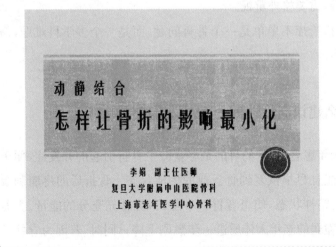

动 静 结 合

怎样让骨折的影响最小化

李炯 副主任医师
复旦大学附属中山医院骨科
上海市老年医学中心骨科

扫码观看视频

▶ 92. 为什么老年人骨折治疗要强调跨学科综合治疗

随着医学技术的进步,21世纪的人类可以不惧许多以前足以致命的疾病,长期带病生存过古稀、耄耋之年。但正因如此,在骨折治疗的同时,需要强调对患者进行跨学科综合治疗。

骨折的发生与患者身体情况密切相关,有时骨折发生于患者突发心脑血管意外后的摔倒,有时骨折继发于原发性肿瘤的骨转移,最为常见的原因是骨质疏松(一定程度上也反映出全身营养状况的缺陷)。这些原发疾病都需要进行治疗。心脑血管意外是需要优先于骨折处理的,因为这些紧急情况通常与骨折相比更加危及生命。肿瘤的治疗则需要考虑诸多方面,包括预期寿命、治疗相关风险等,此时也要根据这些问题决定对骨折进行手术治疗是否安全和有意义。骨质疏松和营养状况的改善是需要长期治疗的重点问题,只有这样才能增强老年人的身体条件、减少摔倒的可能,以及降低摔倒后发生骨折的概率。

除此以外,老年人还会伴随许多与骨折不尽相关的疾病,包括肺气肿、老年慢性支气管炎、各种脏器的功能不全、神经功能退化、认知障碍等,影响到患者是否能够承受手术、手术方式如何选择、治疗过程中给予哪些药物,以及手术后是否可以生存等,需要格外重视。

因此,老年人骨折治疗不单单是一个骨科问题,而是一个多学科难题,需要各方面的共同努力。

▶ 93. 医生为什么建议高龄骨折老年人做手术

对于高龄骨折老年患者,手术的目的是尽量减少骨折引起的并发症,便于护理,让老年人尽可能且尽早恢复到骨折前的生活状态。骨折后的疼痛刺激会严重影响老年人的精神状态,使患者胃口下降,不能补充充分的能量、营养和水分,导致原本就脆弱的老年人体质进一步急剧下降。同时,若因为脊柱骨折、髋部骨折或下肢骨折需长期卧床,还会出现许多相关并发症,如肺部坠积性肺炎、褥疮、下肢静脉血栓、肺栓塞等，可能缩短患者寿命，降低患者生活质量。因此，若非患者有绝对的手术禁忌证，医生都会建议手术。

对高龄患者可以采用相对创伤较小的手术，如脊柱压缩性骨折行椎体成形术、股骨颈骨折行人工股骨头置换术、股骨转子间骨折行闭合复位髓内钉内固定术等。且随着麻醉技术和理念的进步，单纯高龄已经不再是手术绝对禁忌证了。但与高龄患者伴随的较高的围手术期并发症发生率和相关风险还是需要家属充分理解，这样医生才能全力以赴地救治患者。

术前术后，这些事很重要

▶ **94. 老年人骨折的手术禁忌证有哪些**

首先，从术前的全身状况进行麻醉评估。美国麻醉医师协会 ASA 分级是目前公认的评估麻醉和手术危险性的评分，于麻醉前根据患者体质状况和对手术危险性进行分类，共将患者分为六级。ASA 分级标准是：

第一级：体格健康，发育、营养良好，各器官功能正常；

第二级：除外科疾病外，有轻度并存病，功能代偿健全；

第三级：并存病情严重，体力活动受限，但尚能应付日常活动；

第四级：并存病严重，丧失日常活动能力，经常面临生命威胁；

第五级：无论手术与否，生命难以维持 24 小时的濒死患者；

第六级：确诊为脑死亡，其器官拟用于器官移植手术。

一、二级患者麻醉和手术耐受力良好，麻醉经过平稳。三级患者麻醉有一定危险，麻醉前准备要充分，对麻醉期间可能发生的并发症要采取有效措施，积极预防。四级患者麻醉危险性极大，即使术前准备充分，围手术期死亡率仍很高。五级为濒死患者，麻醉和手术都异常危险，不宜行择期手术。

从手术本身看，手术的相对禁忌包括：① 严重骨质疏松，易导致固定失效、切割等，不能承受内外固定；② 软组织条件差，如瘢痕、烧伤、活动性感染、皮炎等，手术部位的软组织覆盖太差，若行骨折手术，则会导致感染加重；

③ 活动性感染或骨髓炎；④ 骨折过于粉碎,即便切开复位也难以达到解剖和功能重建的目的,无法改善骨折的预后；⑤ 患者精神状态异常,不能配合治疗和康复。

▶ 95. 骨折患者有糖尿病能做手术吗

糖尿病发病率逐年上升，据不完全统计，我国有逾 3 000 万糖尿病患者，而老年骨折患者常合并有糖尿病。

糖尿病本身潜在的血管并发症可显著增加手术风险,如感染、心血管疾病和麻醉意外等。另外,在骨科手术的围手术期，由于骨折和手术应激作用,大约有 1/4 的患者血糖是较平时偏高的,相应地也会增加发生糖尿病急性并发症的概率。同时,高血糖会使感染发生率增加,导致伤口愈合延迟。部分麻醉剂,如乙醚会升高血糖,丁卡因则引起胰岛素分泌增加。但糖尿病并不是手术的禁忌证,前提是手术前须谨慎评估有无并发症,以避免手术风险。围手术期积极调控血糖,科学的血糖管理包括内分泌科医师和患者的共同参与、胰岛素方案调整等。同时,尽量安排在当天早些时候手术,以避免禁食过久产生的糖尿病急性并发症。须特别注意患者的视力变化、心脏功能及肾脏功能,若有血管病变的征象,则需安排进一步检查和评估。术后须根据患者伤口愈合的情况,延后拆线时间。

▶ 96. 骨折患者有心脏病能做手术吗

根据老年人心脏病的种类和严重程度以及手术是否为急诊,结合骨折时间、创伤大小、出血量等,综合评估心脏病患者是否可以做骨科手术。

围手术期的心血管评估包括临床评估(病史、查体、辅助检查)、体能状态、手术级别等。

高危因素包括：① 近期心梗,伴严重或不稳定心绞痛；② 充血性心衰失代偿；③ 严重心律失常；④ 严重瓣膜病变；⑤ 急性冠脉综合征。

中危因素包括：① 轻度心绞痛；② 既往心梗病史；③ 既往充血性心衰或

者存在代偿性充血性心衰;④ 需要治疗的糖尿病。

低危因素包括:① 老年人;② 心电图异常(左室肥厚、束支传导阻滞、ST－T段异常);③ 非窦性节律;④ 高血压未控制等。

体能状态评估包括:① 是否可以照顾自己穿衣吃饭;② 行走距离如何,是否可以步行、从事部分体力活动;③ 是否可以跑步、攀登、做家务;④ 是否可以参加紧张的运动,如网球等。

▶ 97. 骨折患者有腔梗能做手术吗

腔梗全称为腔隙性脑梗死,一种病症名称,属于卒中的一种,约占卒中的19%。它是指发生在大脑深部的某些缺血性微梗死,受累的脑动脉一般直径多在 3~4 毫米。腔梗在临床上较为常见,属于脑梗死(脑血栓、脑栓塞、腔隙性脑梗死、多发性脑梗死、短暂性脑缺血发作)的一种特殊类型,多发生在基底节区。是在高血压、动脉硬化的基础上,脑深部的微小动脉发生闭塞,引起脑组织缺血性软化病变。临床上患者多无明显症状,约有 3/4 的患者无病灶性神经损害症状,或仅有轻微注意力不集中、记忆力下降、轻度头痛头昏、眩晕、反应迟钝等症状。部分多发性腔梗可影响脑功能,导致智力进行性衰退,最后导致脑血管性痴呆。该病的诊断主要为 CT 或 MRI 检查。CT 是临床上常用的脑部检查,优点是检查快速、费用低,很多腔梗都是做 CT 检查时发现的,但是 CT 检查的缺点是不能很好地区分新鲜和陈旧的腔梗。因此,很多中老年人头颅 CT 报告中"腔梗"可能仅仅是陈旧的腔梗痕迹,对日常生活并无太大的影响。如果高度怀疑近期腔梗,更精准的办法就是补充做头颅 MRI 检查,区分新鲜和陈旧的腔梗。

因为人们对卒中十分恐惧,CT 片上的小"阴影"便成为蒙在患者心头的大"阴影",唯恐自己会很快瘫痪在床。事实上,因为腔梗的病灶很小,它涉及的脑细胞范围也就很小,出现的症状比较单纯,常常为单纯的感觉丧失、单纯的偏瘫、共济失调,即走路摇晃、手脚不听使唤,以及单纯的言语困难等症状。而陈旧性腔梗并不影响骨折手术的进行,术前充分的麻醉评估和神经内科评估是保障手术安全进行的关键。

▶ 98. 骨折患者有高血压能做手术吗

围手术期高血压会增加术中和术后的出血量，诱发或加重心肌缺血、心功能不全、肾功能不全等，增加手术并发症的发生，增加围手术期的死亡率。但是高血压并不是老年患者骨折手术的绝对禁忌证。科学的围手术期血压管理可以有效保证手术的顺利进行，减少术后并发症发生率。

围手术期的血压管理包括：① 术前评估。明确高血压的原因、分级、心血管风险水平，了解患者平日血压控制情况，评价患者血压承受能力，再由心内科医师、麻醉医师和骨科医师共同制订合理的血压控制、麻醉及手术方案。② 术中处理。术中监测血压，同时尽量避免麻醉和外科因素导致血压升高，并合理使用降压药物，将血压调控在安全范围内。③ 术后处理。术后监测血压，恢复降压药物使用并根据血压监测的结果及时调整。

总之，控制平稳的高血压并不会明显增加手术风险。如果术前血压控制不好甚至出现高血压危象，对于非急诊手术，建议在血压控制平稳后再手术；如果是抢救生命的急诊手术，则需要在紧急降压、保证术中和术后血压平稳不出现剧烈波动的情况下手术。

▶ 99. 骨折患者有尿毒症能做手术吗

尿毒症患者大多合并骨质疏松或骨量减少，轻微外伤即可导致骨折，是骨折的高危人群。尿毒症患者行骨科手术，围手术期风险大，术后出现心肺功能异常、电解质紊乱、营养不良、伤口感染或愈合不良、内固定失效的概率也远远超过普通人群。

然而，尿毒症并不是骨科手术的绝对禁忌证。科学的围手术期管理、选用合适的骨科内植物、配合好血液透析的时间、积极合理的术后康复锻炼等可以大大提高手术成功率，获得满意的治疗效果。

因此，有尿毒症的患者，应选择有血透室、学科较为齐全、综合实力较强的医院进行手术。

▶ 100. 老年人骨折的钢板螺钉等内固定还需要取出来吗

关于骨折内固定是否需要取出，这是一个持续争议很多年的问题，也是临床中骨科医生经常被患者提问的一个问题。具体到老年人骨折的钢板螺钉是否需要取出这个问题，我们认为，应尽量避免二次手术取出内固定。

首先，从钢板螺钉等植入物材质讲，大多为钛合金，为惰性金属，相容性较好，可以在体内长期植入，排异的概率很低。我们以髋部的股骨转子间骨折为例，目前较多使用闭合复位髓内钉固定的手术方式，本身的置钉就是一个微创操作，且主钉已插入髓腔内，若强行取出，不仅创伤大，而且易造成再次骨折。

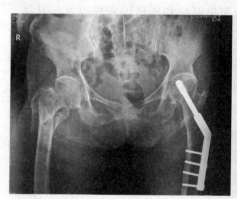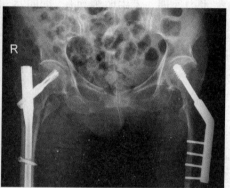

股骨转子间骨折内固定

若内固定材料未引起任何不适的症状，我们可以考虑不取。除了二次手术会造成创伤和再次骨折等风险外，还会因为组织瘢痕的形成，在手术过程中易损伤神经和血管，取出来存在一定的风险，这一点临床上也不建议取出内固定。

当然，每个人情况不同，若有特殊情况需要取出内固定，应以手术医生的建议为准。

▶ 101. 高龄老人下肢骨折以后还能下地走路吗

随着中国社会的老龄化，老年人下肢骨折病例日益增多，尤以髋部骨折常见，超高龄病例亦不在少数。以前这些患者往往因为合并有较多内科疾病、器官功能下降、体能较差、理解力与记忆力差等情况而被放弃手术。但保守治疗不仅死亡率极高，且患者最后阶段的生活质量极差，生命尊严严重降低，其护理工作量极大，大大超出家属能力范围，社会护理床位则千金难求。手术治疗更是难度大、风险高，许多医院与医生视之为畏途。超高龄股骨颈骨折患者的手术指征判断并不在于年龄本身，而在于患者的总体状况，术前麻醉风险评估ASA Ⅲ级患者手术确实存在风险，但并非不可控，关键在于对患者骨折前状态的了解与解读。手术指征包括以下两个方面的考量：一是患者骨折前能够独立生活，可以独自外出；二是患者的内科合并疾病可控。

骨折后尽早手术，科学的围手术期康复和多学科协助（MDT）团队的密切合作，是成功的重要保证，术后患者是完全可以下地走路的。以下是我院关节外科为一位 95 岁高龄患者同期行双侧髋关节置换手术，术后第四天患者下地走路。

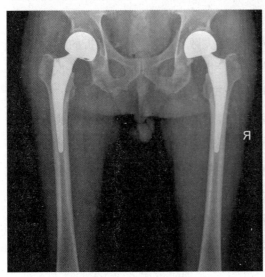 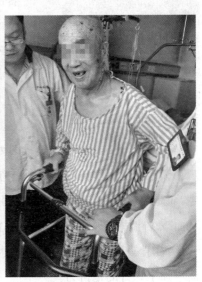

双侧髋关节置换术　　　　　　　　术后第四天患者下地走路

▶ 102. 老年人有骨质疏松，内固定钉子打得牢吗

螺钉需要打在坚硬的固体里才能利用螺纹的摩擦力和轴向作用使劲把持

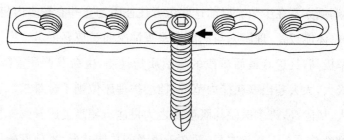

锁定钢板和螺钉

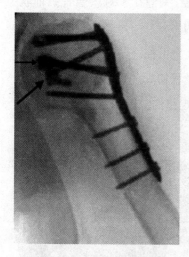

**骨水泥增强螺钉把螺钉和
肱骨头的骨质锚固为一个整体**

住固体。打个比方,在硬纸盒上打钉子,钉子吃不住力,容易拔出来,或者根本就拧不紧。而且钉子在纸盒上受力后,会对螺钉周围的纸盒造成损坏。同样的道理,在人体内,钉子打在骨质疏松的骨头里,把持力会下降。如果在骨折愈合前过早地负重或用力,会使钉子与骨头的接触面产生强大的作用力,螺钉可能会被拔出,这样内固定就失败了,还会造成骨折的再次移位或者新的骨折。这个过程可以是在一次大的作用力下,也可以是在反复的轻微作用力下发生。这是传统螺钉的局限性。但自从新的锁定钉和骨水泥增强螺钉问世以来,这一问题就有了改观。锁定钉的力学传导不再是传统的通过螺钉、螺纹和骨质之间的摩擦力产生,而是通过螺钉与钢板之间的固定,避免对骨和螺钉界面产生大的作用力,从而减少内固定失败的发生;骨水泥钉则是在打好螺钉后,通过螺钉上的特殊通道,往骨头里灌注骨水泥,待骨水泥凝固后,骨头和螺钉就锚定在一起了,从而增强了螺钉的把持力。

▶ 103. 在手术之前需要做些什么准备

老年患者通常伴有一种或一种以上的基础疾病,以心脑血管疾病、内分泌系统疾病、呼吸系统疾病、精神系统疾病为主。且老年患者器官储备功能和内环境稳定性下降。因此，许多既往体健的老年人在骨折发生后以及围手术期，可能出现不同程度的并发症。所以在手术之前，医生会根据具体情况，对患者进行全面的检查以评估患者身体状态，判断患者能否耐受手术，并对围手术期可能出现的并发症有预估和准备。有些术前既有基础疾病且控制不佳的老年人，如贫血、低蛋白血症、电解质紊乱、糖尿病血糖控制不佳、高血压血压不稳定、术前已出现肺部感染等情况，医师会在术前积极调整用药，将这些手术危险因素减小，把患者情况尽量调整至对手术影响较小的水平。对于需要术后卧床的患者，术前可自主锻炼床上大小便或术前即留置导尿。有些术前因某些疾病而长期服用一些对手术有影响的药物的患者，医生也会根据具体情况告知其是否需要停药，以及相应的一些替代用药。

另一方面，医生会与患者及患者家属积极沟通，将患者的具体情况、围手术期的相关风险、预后情况及术后注意事项告知，与患者及家属一同商议并选择最适合患者的治疗方案。患者和家属应当在心理上和行动上保持一致，与医护人员尽力配合，以取得最好的治疗效果。

▶ 104. 高血压、糖尿病患者骨折手术前后如何服药

如果患者高血压在术前通过药物控制得好，可以一直服用至手术前甚至手术当天早上。但如果患者服用的是血管紧张素转化酶抑制剂（ACEI）类或血管紧张素Ⅱ受体阻断剂（ARB）类（这类药名称最大的特征是以"普利""沙坦"结尾），因为这些药物可能引起术中血压不容易控制，所以一般在手术当天是不能服用的。手术后第一天即可恢复原药物使用。手术后因应激反应或疼痛刺激，可导致患者血压一过性升高，这是术后正常的反应，不必过度紧张，只要临时加用一些降压药物即可。

需要特别引起注意的是利血平类降压药。该药通过耗竭血管内皮细胞中的肾上腺素来扩张血管而起降压作用，耗竭过程需要数周时间，因此其起效缓慢，停药后作用消退也非常缓慢。手术时患者处在麻醉状态下，有引起持续低血压的风险。以往认为如果是择期手术，必须停药一个月以上，新的麻醉观点

认为，无需长时间停药，但具体停药时间还有争议，因此术前必须如实告知医生，便于及时做好麻醉预案；如果是急诊或者限期手术，也必须及时了解，如实告知麻醉师，以采取相应措施。市售的利血平制剂以复方为多，有些药名中并不包含利血平字样，典型的如"北京降压 0 号""北京 0 号""0 号"等，务必仔细了解其成分。利血平类药物虽然因不良反应较多而日益少用，但胜在价格便宜，因此在农村与偏远地区仍有较多应用。

糖尿病患者平时一般都口服降糖药物或皮下注射胰岛素控制血糖。术前应该继续使用原有药物控制血糖到合理水平，并保持血糖平稳。如果原先控制不佳，应该要在内分泌科医生的协助下调整用药。口服降糖药和中长效胰岛素由于作用时间较长，手术当天早晨一般需要停用，否则容易在等待手术到恢复进食的一段时间发生低血糖。骨折本身会引起应激性血糖升高反应，最好能够控制到空腹血糖在 12 毫摩尔/升以内时手术。但是，对于如髋部骨折这类严重影响老年人活动的骨折，疼痛与卧床会造成一系列的不良连锁反应，患者吃不好、喝不好、拉不好、睡不好，大大增加肺炎、褥疮、尿路感染、下肢深静脉血栓形成等并发症的风险，拖得时间越久，风险越大。因此，应该尽可能建立绿色通道，在 36～48 小时内手术，血糖控制困难时可以在术中与术后用胰岛素泵连续定量滴注胰岛素，一般都能解决问题。术后应激性升血糖反应一般在 3～5 天内会消退。术后恢复进食后，可逐步过渡恢复使用原来的降糖药物。在患者逐渐恢复的过程中，骨科医生也会监测相关数据，请内科医生会诊，调整用药，给出一个出院后的治疗意见。

▶ 105. 为什么认知功能障碍对老年人骨折的治疗有不良影响

骨折的治疗是需要医生和患者一起努力的过程，在各种治疗项目过程中都需要患者的配合，比如打针、手术。即使在术中，麻醉医生使用全麻完全避免了认知功能障碍可能带来的患者术中不配合的情况，但手术后的康复训练是骨折治疗至关重要的一部分，这个过程是需要患者主观配合的。而认知功能障碍的老年人不可能很好地配合，这样手术的有效性、术后恢复的速度和效果都大打折扣，甚至在术后有些老年人会拔出身上的管子，造成出血、损伤等。

有些进行髋关节置换术的老年人因为认知功能障碍,做出一些"危险动作",导致髋关节脱位,这都是非常严重的后果。

但这不意味着要对有认知功能障碍的患者采取比较消极的治疗态度,而是需要多学科综合管理、医护人员和家属付出更多的精力和努力,让老年人平安渡过骨折的影响期,早日恢复骨折前的生活状态。

▶ 106. 高龄老人骨折手术后去世的主要原因是什么

老年骨折患者由于脏器功能的减退,免疫力相对低下,易感染及营养不良以及受伤的应激作用等,容易产生手术的并发症,甚至术后死亡。术前健康状态与术后并发症和死亡率关系密切,心脏事件、下肢静脉血栓、谵妄、肺部感染和脑梗是最常见的并发症,急性心梗、心衰、肺栓塞、肺部感染、呼吸功能衰竭是导致患者死亡的主要原因。

心脏事件是老年人术后最常见的并发症,也是引起术后死亡的主要原因。尤其冠心病患者在手术时、围手术期各种心脏并发症的发生率较高,与以下因素相关:① 冠心病患者的循环储备量降低;② 手术的应激导致内环境紊乱,血液循环中儿茶酚胺浓度增加,心肌耗氧量增加;③ 术中低体温;④ 心梗,老年人的急性心梗临床症状不典型,尤其手术后的心梗大多为无痛性;⑤ 心悸,烦躁和不明原因的不适常被误认为谵妄和躯体不适等,增加了病死率。

下肢静脉血栓是老年人术后常见的并发症,肺栓塞是引起患者死亡的重要原因。老年人易发生肺栓塞的危险因素依次为下肢静脉血栓、心梗合并心房颤动、外伤、卧床、高血压、冠心病等。肺栓塞大多数来源于下肢静脉的血栓。术前的静脉超声和凝血功能检查应完善,术后也应尽早恢复下肢活动,以免下肢血流速度过慢增加血栓形成风险。

但是以上情况的出现,大多数是老年人自身疾病的发展,骨折的创伤增加了老年人的身体负担,导致病情更易突然变化。与以往的"老年人不能做手术"的陈旧观念截然相反的是,一些骨折的延迟手术,如髋部骨折延迟手术或采取保守治疗,一些并发症的发生率更高,甚至死亡率也大大增加。因此,不能简单认为高龄老人去世是手术造成的,而是综合作用的结果。积极的治疗、围手术期的科学护理和康复都是为了避免老年人因骨折而面临巨大痛苦甚至丧失生命所做出的努力。

▶ 107. 在手术前后如何调整抗凝药的用药

老年患者常因各种疾病，如冠心病冠脉支架植入术后、脑梗死、房颤等，需要长期服用各种抗凝、抗血小板药物，常见的有华法林、拜瑞妥、波立维、泰嘉、阿司匹林等，以减少这些疾病发生或者再次发生血栓栓塞性疾病的风险。还有一些老年人喜欢服用活血化瘀的中药或中成药，通常含有三七、红花、丹参等成分。这些药物会延长患者的凝血时间，增加术中出血。为防止这类患者术中出血过多，术前需停用抗凝、抗血小板药物数日。一般阿司匹林停用 3～5 天；波立维、泰嘉停用 5～7 天；华法林的个体差异很大，通常也需要停用 5～7 天，但更重要的是监测国际标准化比值（INR），待其降到正常水平（0.8～1.2），也有观点认为到 1.5 以下可以手术。中成药缺乏相应的监测指标与推荐标准，只能尽早停药。因此，门诊与入院后的病史与用药情况询问非常重要。但目前也有观点认为，术前平素服用常规剂量阿司匹林的，不需要停药，但一些出血风险很高或者出血后果很严重的手术，如脊髓、颅脑手术等非紧急手术，一般会建议停药 3～5 天。

在围手术期的停药期间，一般用短半衰期的低分子肝素来替代抗凝。低分子肝素的半衰期较短，手术前 12 小时停药即可。手术后，待患者麻醉与体能、食欲恢复后，即可恢复原有的口服抗凝与抗血小板药物。特别需要注意的是华法林的桥接问题，由于华法林起效较慢，一般会在 3～5 天后使 INR 重新上升，因此在起初的至少 3 天内，需要同时皮内注射低分子肝素与口服华法林，同时定期监测 INR 至其达标。

▶ 108. 骨折手术后多久可以拆线和洗澡

一般外科手术拆线时间为：胸部、上腹部、背部、臀部 7～9 日；四肢部位 10～12 日，近关节处可延长一些时间；减张缝线 14 日可拆线。皮肤钉拆除的时间和缝线拆除的时间基本类似。若患者有糖尿病等基础疾病、营养不良者或切口张力较大者，可选择延期拆线或间隔拆线。青少年可缩短拆线时间。拆线后1～2天可以洗澡。一些肢体骨折的患者经常还合并有皮肤挫伤，这种皮肤的钝挫伤恢复比手术切口慢得多，手术切口拆线后往往皮肤挫伤还没有完全愈合，此时应视创面愈合情况延后伤口碰水的时间。

随着外科手术技术和生物医用材料的发展，可吸收缝线也越来越多地用于骨科的骨折手术中，髋部手术、肱骨近端骨折内固定、脊柱手术等经常采用皮内缝合，即老百姓所说的"美容缝合"。如果采用了皮内缝合，术后无须拆线，只需定期换药、保持伤口干结即可，如果切口已经明显干结，没有渗出，外观良好时，淋浴是非常安全的，术后7～10天即可进行。但是不建议泡澡，直接浸泡可能会软化纤维蛋白层，造成伤口浸渍，减弱防御能力。淋浴时，也要注意避免高压水柱直冲伤口，出浴时，可用干毛巾将伤口处水渍轻捂吸干，不要回来擦抹。

▶ 109. 手术后多长时间需要到医院复查一次

术后随访可以让医生观察骨折愈合的情况、患者的恢复情况，并指导进一步的治疗和康复锻炼。具体的随访时间和间隔，应该根据每个患者的具体情况来分别制订。一般来说，如果没有特殊情况，第一次随访可以在术后1～3个月不等，这时可以让医生评估骨折愈合的状况、患者全身情况和功能锻炼的情况，指导之后的治疗。之后的随访可以适当逐渐延长间隔，直至医生觉得患者已经完全康复，恢复正常的生活，无须再来医院随访为止。

▶ 110. 为什么有的骨折术后要用抗凝药

下肢静脉血栓是一种骨折或骨折术后的并发症，会引起肢体肿胀疼痛，最严重的后果是引起肺栓塞，致死性的肺栓塞甚至能导致患者猝死。骨折本身以及手术治疗，对人体都是一种伤害，使人体处于一种应激反应状态，在这种状态下,血液处于一种高凝状态,血液容易凝固,增加血栓的发生概率。另外,骨折术后,尤其是下肢骨折术后,患者处于卧床状态,或者由于术后疼痛,肢体活动减少,缺乏肌肉对血管的挤压,静脉血液回流减慢,也是造成血栓的一个因素。所以,这时就需要使用抗血栓药物来预防血栓的形成。目前公认的,也是指南、医保建议术后预防性使用抗血栓药的主要是下肢关节置换手术,比如股骨颈骨折行髋关节置换术。根据指南,一般建议术后抗凝 35 天。也就是说,抗凝药一般要用到术后 1 个月左右。此外,骨盆骨折、股骨骨折以及一些复杂的膝关节骨折,或者有静脉血栓形成高危因素的患者,医生根据经验在术后也会建议进行一段时间的抗凝药物治疗。至于骨折后发现已经形成下肢静脉血栓的患者,则需要根据血管外科医生的建议,常规使用抗凝药 3 个月甚至更长时间。

▶ 111. 为什么有些老年人骨折手术后需要进监护室

如果老年人术前基础疾病多、身体条件差、高龄、对手术的耐受性差,术中及术后人体的各项指标都有可能发生快速的变化。对于这样的患者,医生在手术前就会联系监护室,在术后需要进监护室观察治疗一段时间。因为监护室各种检测设备、治疗设备齐全,配置的人员充足且针对急重症的专业性高。而且监护室是医院的"优先照顾"对象,需要检查、用血等都会优先考虑。但监护室是一个隔离的区域,患者不能与家属直接接触,精神也会比较紧张。一般来说,等到患者情况稳定后,医生也会毫不犹豫地把患者"赶回"普通病房,因为回到一个相对放松的环境、回到家人的身边,会让患者更放松,帮助患者休息恢复,也能避免术后谵妄的发生。

▶ 112. 什么是骨折的延迟愈合、骨不连? 有什么影响

骨折在正常愈合所需的时间之内未愈合的(一般为 3 个月)称为延迟愈合,超过 6 个月仍未愈合的,称为骨不连。骨折发生延迟愈合或骨不连的原因有很多,包括局部软组织的损伤、骨折部位血运的破坏、骨折端软组织嵌顿、全

身营养状况不良、骨折固定不牢固、过早负重等。一旦发生延迟愈合和骨不连，那就意味着患者需要制动的时间要延长，肢体活动受限，生活质量下降，而且会引起肌肉萎缩、关节僵硬、骨质疏松等一系列并发症。久而久之，如果骨折得不到愈合，还会形成假关节，内固定由于长期受力，将会发生疲劳断裂。如果骨折两端的骨髓腔封闭了，那骨折就将永久无法愈合，这时就需要手术干预了。

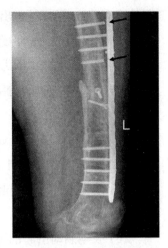

股骨骨折后骨不连，
螺钉发生疲劳断裂

因此，患者在骨折愈合之前定期复查很重要，能及时发现有延迟愈合征象的骨折，及时干预，避免最终骨不连而需要翻修手术。

▶ 113. 什么是骨折的畸形愈合？有什么影响

骨折后如果没有良好地复位和固定，那骨折两端可能在一个不正常的位置长好，这就叫骨折的畸形愈合。轻微的畸形愈合可能对肢体功能没有大的影响，但如果是比较明显的畸形愈合，比如短缩、成角、旋转等，会引起肢体功能的明显异常。比如下肢骨畸形愈合后短缩，会使两侧肢体不等长，人体倾斜，久而久之会引起骨盆和脊柱的倾斜，会使邻近关节的活动异常，可能会加速关节磨损，造成关节畸形、疼痛；关节周围骨折的畸形愈合会使关节面平整性破坏，造成创伤性关节炎的发生；脊柱骨折的畸形愈合可能会因为脊柱力线变化产生慢性腰背痛，严重者会出现迟发性的脊柱后凸畸形，形成对脊髓神经的慢性的压迫，最终导致神经功能的影响。

▶ 114. 如何简单识别手术后常见的并发症

一般骨折手术的目的是减少骨折以后的并发症产生。但只是减少，不可能百分之百地消除。常见的骨折术后并发症有以下几种。

（1）伤口感染。容易识别，观察手术切口有无红肿、是否有脓性渗出、皮下是否有积液、局部是否出现不同寻常的疼痛等。

（2）手术部位血管神经等解剖组织的损伤。观察有无出现手术前没有的麻木、神经支配区肢体无力、肢体缺血症状等。

（3）肺部感染、尿路感染等。观察有无咳嗽、咳痰、胸闷等不适，有无尿急、尿频、尿痛。

（4）心脑血管意外。如心梗、脑梗、脑出血，这些都比较严重，会出现相应疾病的症状，如胸闷、胸痛、头痛、呕吐、偏瘫等。

（5）术后肢体肿胀引起的骨-筋膜室综合征。肢体剧烈胀痛，肢体末端缺血、苍白、麻木等。

（6）长期制动引起的下肢深静脉血栓。下肢肿胀难以用骨折解释，或者消肿后再次出现肿胀。

（7）老年患者较常见的术后谵妄。出现认知、定向功能的障碍，表现为胡言乱语、吵闹甚至有肢体冲动，夜间症状更加明显。

▶ 115. 出院了，骨折的治疗就结束了吗

骨科医生经常自嘲是工匠师傅。有道是，"师傅领进门，修行靠自身"。骨折的治疗包括诸多方面。在对骨折本身的保守治疗或者手术治疗以后，还需要做好功能复健、全身相关疾病治疗、心理和社会能力维系等，需要患者自己、家庭和社会的共同努力。

从医学上讲，在做完骨折手术以后，骨折得到较好的复位和固定，使得患者可以进行一定程度的活动，这时一般就允许出院了。然而，骨折的完全愈合需要至少三个月甚至更长的时间，在此之前，避免过度的活动和过早负重（提重物、走路等）是注意要点之一。躺在床上不动则会引起肌萎缩、关节僵硬等，所以适量活动还是必要的。骨折的愈合需要良好的营养和代谢能力，对于老年人而言，充足的饮食、日晒和骨质疏松的治疗也是出院后重要的治疗环节。

从社会心理角度考虑，老年患者在康复过程中需要得到生活上的帮助，包括提供药物、衣食住行和洗澡的协助等，以及心理上的关怀和鼓励。这些对于患者完成医疗上的各项任务非常必要。

骨折后，老毛病怎么办

▶ 116. 骨折和手术后，血糖怎么就控制不好了

首先要考虑到的一点是，骨折发生后往往需要制动，这不但限制了骨折部位的基础活动，而且也会使患者的日常活动和锻炼受影响，每日活动量下降，从而使血糖容易升高。其次，当我们的身体面对应激情况时，血糖往往会出现波动，骨折和手术显然也囊括其中。面对骨折的情况，或者是骨折后需要手术的情况时，患者难免会出现紧张或者不安等不良情绪，当失眠或者精神紧张时，血糖的控制往往会不佳。另外，术中或手术后有时需要使用类固醇类的药物，这类药物也会导致血糖水平上升。

▶ 117. 骨折以后需要调整平时服用的药物吗

一般根据病情及药物的类型来决定：

（1）高血压药物。轻微骨折对血压影响不大，一般不需要调整平时的降压用药，而一些严重骨折因疼痛等因素可引起血压明显增高，则需要加强监测血压，在平时口服降压药物基础上加用短效降压药物，若血压明显增高时，舌下含服短效降压片，或请心内科医师会诊协助调整用药。

（2）糖尿病药物。一些小骨折对血糖影响不大，可以不调整降糖用药，而

一些损伤较重的骨折,人体因应激反应等因素,血糖可能急剧增高甚至产生糖尿病酮症酸中毒,则需要密切监测血糖,可调整用胰岛素来控制血糖,并用于手术前、手术后血糖控制,血糖稳定后逐步恢复平时降糖药物使用。

（3）抗血小板药和抗凝药物以及一些活血化瘀的中成药。抗凝药物包括利伐沙班、低分子肝素、达比加群、华法林等,抗血小板药包括阿司匹林、氯吡格雷等。预计出血不多的骨折,如手指、脚趾等骨折,如果选择非手术治疗,抗凝药物可继续平时用药以预防血栓,但应监测骨折端是否有严重出血引起血肿;出血较多或者软组织挫伤严重的骨折,如骨盆骨折、长骨骨干骨折等,根据出血风险和药物半衰期的不同,医生会建议停药1到数天不等。如果伤后就出现大片瘀斑、伤口出血不止甚至血红蛋白明显下降的情况,说明出血严重,应立即停药,及时就医评估。如果选择手术治疗,如髋关节置换术、胸腰椎骨折切开复位内固定术等,术前抗血小板药物和抗凝药物需要调整。一般阿司匹林停用3～5天;波立维、泰嘉停用5～7天;华法林的个体差异很大,通常也需要停用5～7天,但更重要的是监测国际标准化比值（INR）,待其降到正常水平（0.8～1.2）,也有观点认为到1.5以下可以手术。中成药缺乏相应的监测指标与推荐标准,只能尽早停药,最好能够停药2～4周以上。在围手术期的停药期间,一般用短半衰期的低分子肝素来替代抗凝。手术后,待患者麻醉与体能、食欲恢复后,即可恢复原有的口服抗凝与抗血小板药物。特别需要注意的是华法林的桥接问题,由于华法林起效较慢,一般会在3～5天后使INR重新上升,因此在起初的至少3天内,需要同时皮内注射低分子肝素与口服华法林,同时定期监测INR至其达标。

（4）精神病类药物。骨折创伤可能加重患者抑郁、焦虑甚至谵妄,情绪稳定可继续平时用药,或者请精神科医生会诊协助调整用药。

（5）糖皮质激素。一般不建议停用。在严重创伤或者手术后,由于应激反应,人体对糖皮质激素的需求量会增加,而长期用药的患者体内的内分泌轴不能很好地根据需要调整分泌量,导致体内激素含量不足而出现恶心呕吐、发热、血压波动等肾上腺危象症状,需要术中或术后临时补充。

（6）其他药物如帕金森药物、神经营养药物等,一般不需要调整平时用药。

第五讲

护理康复
护理和治疗同样重要

老年人骨折后护理"应知应会"

▶ **118. 老年人骨折住院期间家属要怎么配合护理**

老年人骨折大多都是由于跌倒、车祸或外伤等突发事件所产生的,大多老年人在骨折前能够行动自如,但在骨折后无法进行日常活动,既担心医疗费用,又担心今后生活无人照顾,且给子女带来麻烦,这些顾虑会使老人产生恐惧心理。有的家属在老年人骨折后对其有所埋怨,这样会增加老年人的心理压力,不利于疾病的康复。所以家属应当给予骨折的老年人更多关心与安慰,并且积极与医生进行沟通,将老年人过去疾病的情况,例如是否有心脑血管疾病、糖尿病、过敏史以及目前用药情况等告知医生。老年人骨折后常常会出现胃口不佳,家属应鼓励患者进食,保证营养的摄入以利于骨折的早日康复。应让老年人进食清淡易消化的食物,给予高蛋白质、高维生素食物,例如鸡蛋、鱼肉、新鲜水果等。此外,老年人骨折后直至康复需要一个较长的过程,所以家属也要有足够的心理准备,对于出院后老人的安置问题,如选择居家照顾还是住康复医院等,医生也会根据患者的情况给出建议。

▶ **119. 下肢骨折的老年人卧床期间需要预防哪些常见并发症**

(1)预防压疮。压疮是一种较常见的并发症,其发生的主要原因是下肢骨折后需要长期卧床,局部皮肤长期受压从而导致局部的血液循环变差,从而导致压疮的发生。

(2)预防肺部感染。由于骨折后长期卧床,老年人换气功能减低,妨碍了肺部的通气功能,若有痰液不易咳出,就会增加肺部感染的可能性。此外,长期卧床后机体抵抗力下降也是一个重要因素。老年人卧床后进食如果不注意,会有食物、水、分泌物等呛入气管,如此反复也可导致吸入性肺炎的发生,甚至还会有窒息的危险。

(3)预防便秘。骨折后由于排便方式改变,活动减少后肠蠕动也会减少,很多老年人都会有便秘现象。正常的老年人中存在便秘情况的也不是少数,骨折后会加重便秘的发生。

(4)预防深静脉血栓。深静脉血栓是并发症中最严重的一种,这与骨折后长期卧床,血流速度变慢等原因有关。一旦形成血栓,栓子脱落会游走在全身各个血管中,严重者堵住肺部血管就出现肺栓塞,甚至会有致命性的危险发生。

▶ 120. 哪些下肢骨折并发症可以通过加强护理避免或减少

(1)压疮。首先,应保持床铺的平整、清洁、干燥;其次,不要使一个部位的皮肤长期处于受压状态,可每过2小时左右协助患者翻身一次。当然,在患者骨折的情况下翻身有时会引起疼痛加剧,所以在翻身时动作要轻柔,家属应鼓励患者活动,可以配合的老年人应配合翻身,这样反而可以减轻疼痛的发生。

(2)肺部感染。首先,要保持室内空气流通,定时开窗通风,同时注意保暖。进食时采取半坐卧位或抬高床头,这样可以避免食物误吸入肺部,保持口腔清洁,可采取刷牙、漱口等方式减少口腔细菌导致感染的风险。进食后也应保持半卧位半小时至一个小时,这样可以有利于胃内容物排空和食物消化,减少反流和误吸的发生。指导老年人做深呼吸,方法是用鼻深慢吸气,然后屏气1～2秒,而后缩唇缓慢将气呼出。这种训练可以增加肺泡的通气量,可有效预防肺部感染的发生。当痰液黏稠不易咳出,可通过叩击拍背、雾化吸入等方法利于痰液排出。叩击拍背：施行者手掌呈半屈中空状叩击老年人背部，由下至上，由外至内反复叩击，力度适当，每次 3～5 分钟，老年人配合在深吸气后张口爆发用力咳嗽。雾化吸入：通过高速氧气气流，使药液呈雾状，再由呼吸道吸入，达到稀释痰液、帮助祛痰的作用。

（3）便秘。首先，保证每日的饮水量，切不可因为卧床后如厕不易而减少饮水，无特殊禁忌的患者每日保证饮水 1 200 毫升。水可以湿润粪便，利于粪便排出。其次，适量进食富含膳食纤维的食物，例如粗粮、蔬菜、薯类、菌菇等。此外，良好的生活习惯也可以预防便秘的发生。排便应定时规律，每日顺时针按摩腹部，可以增加肠蠕动，避免进食辛辣刺激的食物，都可以有效预防便秘的发生。

（4）深静脉血栓。血栓的发生可通过物理或药物的方法来预防，医生会按照患者的具体情况来选择使用药物。物理方法主要有早期功能锻炼和使用弹力袜、小腿加压泵等方法来实施。利用机械原理促使下肢静脉血流加速，减少血液瘀滞，从而降低下肢深静脉血栓的发生率。

当然，预防并发症的发生，护理是一个方面，患者和家属的积极配合也十分需要，良好的依从性可以起到事半功倍的效果。

▶ 121. 术后多久可以恢复饮水进食

在手术前，医护人员会反复提醒患者一定要禁食禁水，有很多患者不重视，认为自己不是胃肠道手术，为啥不好吃东西呢？甚至认为是医护人员言过其实。然而事实上，术前禁食是十分必要的。因为禁食并不是和手术有什么关系，而是手术时通常需要进行麻醉，而麻醉后人的意识和喉部的反射会暂时减弱或消失，此时胃内的食物或水就容易反流到口腔内，流入气管，那么就会导致肺部的感染、误吸、气道堵塞甚至发生窒息。所以，手术前的禁食禁水可以减少胃内容物的容量及酸度，防止麻醉后出现反流和误吸的情况。当然，手术前也不是禁食禁水时间越长越好，过长时间的禁食禁水会导致患者出现口渴、饥饿感、焦虑等，甚至出现血压降低、低血糖等情况。所以，目前禁食禁水的时间会根据患者手术的具体时间而定。具体的禁食时间护士会在手术前提前告知,尤其是安排在下午手术的患者,还会在手术日的早餐要求进食营养液等。患者应严格按照医护人员告知的时间禁食禁水,而不是盲目地按照自己的经验或其他人员的建议。

骨科手术后,患者一般在回到病房后意识恢复清楚 2 小时左右就可以少量饮水了,若无呛咳等不适发生就可以少量进食了。进食时速度不宜过快,应细嚼慢咽、少量多餐。卧床期间应避免进食牛奶、豆类等易产气的食物,避免腹胀的发生。

▶ 122. 骨折手术以后应该怎样补充营养

骨折手术后的患者饮食上与一般健康人的日常饮食没有很大的区别,饮食上并无很多禁忌之处,以前能吃啥,现在也能吃啥。但由于手术后人体处于应激状态,代谢率会明显增高,因此在饮食结构上也要有相应变化。手术部位的创伤愈合反应需要大量的蛋白质供应,如果饮食中没有充足的蛋白质补充,人体就会采用"拆东墙,补西墙"的办法,依次把肝脏、肾脏、肌肉中的储备蛋白、功能蛋白进行分解,再通过血液输送到手术部位合成所需的蛋白质。因此,骨折手术前后都要保证营养的摄入充足、合理。原则上应进食高能量、高蛋白质、高维生素的食物,通过各种途径增加营养要素的摄入。应进食含优质蛋白的食物,如蛋、奶、鱼和各种肉类,以及各类蔬菜、水果等增加维生素和微量元素的补充,并适当补充米饭、面条等碳水化合物为身体提供能量。此外,还要避免饮食过于油腻,这样不但不利于伤口愈合,还会导致高脂血症、发胖。一些人术后喜欢喝骨头汤或其他肉汤,认为这样可以补充钙和营养,但实际上汤里的钙微乎其微,反而脂肪和嘌呤超标,光喝汤并不能起到补充营养的作用,反而会导致脂肪摄入超标和可能诱发痛风发作,因此建议直接进食汤里的肉类,汤不宜多喝,痛风的患者尤其需要注意。

▶ 123. 卧床期间得了褥疮怎么办

褥疮一般可以分为淤血红润期Ⅰ期、炎性浸润期Ⅱ期、浅度溃疡期Ⅲ期、深度溃疡期Ⅳ期。出现褥疮后,首先应解除局部皮肤受压,改善血液循环,去除危险因素,避免褥疮进展。Ⅰ期的患者通过局部减压(定期翻身减少局部压迫)的方法,皮肤情况可以很快得到好转。Ⅱ期的患者皮肤一般已有水疱出现,应保护创面,未破的小水疱要减少摩擦,促进其自行吸收。大水疱可以用无菌注射器将其内液体抽出后消毒,用无菌敷料进行包扎。Ⅲ期及Ⅳ期属于较严重的情况,应根据创面的具体情况先去除坏死的组织,消毒伤口后选择合适的敷料进行治疗。发生褥疮后,应重视营养的摄入,营养不良是褥疮主要的诱发因素之一,也是褥疮久治不愈的主要原因。若无禁忌,应进食高能量、高蛋白质、富含维生素的食物,例如鸡蛋、瘦肉、新鲜蔬菜和水果等。

▶ 124. 术后为什么要主动咳痰? 咳痰时伤口痛怎么办

手术后由于麻醉、长期卧床等原因,老年人尤其容易有肺部感染的发生,有效的咳嗽咳痰可以起到预防肺部感染发生的作用。但用力咳嗽会震动伤口,引起疼痛,所以很多老年人不敢用力咳嗽。其实,疼痛是可以减轻甚至避免的。首先,在咳嗽时可以通过用双手在伤口部位外侧敷料处按压,从而减少伤口震动来减轻伤口疼痛的发生。其次,术后使用镇痛泵的患者可以在咳痰前15分钟按压镇痛泵加量按钮一次,提高痛阈值来减轻疼痛的发生。若无特殊禁忌,患者术后应每日多饮水,这样可以稀释痰液利于咳痰。

▶ 125. 怎样避免下肢静脉血栓

急性下肢静脉血栓形成的预防措施包括:① 在邻近四肢或盆腔静脉周围的操作应轻巧,避免内膜损伤;② 鼓励患者经常主动活动足和趾,并嘱多做深呼吸及咳嗽动作,尽可能早期下床活动;③ 必要时下肢穿医用弹力长裤,特别对老年癌症或心脏病患者,在胸腔、腹腔或盆腔大手术后以及股骨骨折后应更为重视。

此外,还有机械预防方法,也就是国外采取的跳板装置,或充气长筒靴,或使用电刺激加速静脉血流,降低术后下肢深静脉血栓发生率。

得了血栓应卧床休息,抬高患肢高于心脏水平;保持膝关节微屈位;保持大便通畅,避免排便用力致使血栓脱落导致肺栓塞;避免按摩患肢;遵医嘱使用抗凝药物;必要时溶栓治疗,由于溶栓治疗容易引起出血,长期疗效并不胜于抗凝疗法,一般合并肺栓塞时使用。如果在手术前就在直径较粗的下肢静脉发现血栓,为避免术中血栓脱落堵塞肺动脉,应请血管外科协助放置下腔静脉滤器。

▶ 126. 手术后穿弹力袜有什么作用? 要穿多久

老年人骨折后很容易形成静脉血栓。静脉血栓是指血液在静脉腔内异常凝结,阻塞静脉管腔,导致静脉回流障碍。病变主要累及四肢浅表静脉或下肢深静脉,会引起局部疼痛、病变远端浅表静脉曲张,出现疼痛、水肿,甚至因为栓子活动进入肺部引起肺栓塞,危及生命。所以,血栓必须积极预防,我院在静脉血栓的防治管理方法中的"中山模式"也认为,早期干预可有效降低静脉血栓栓塞症(VTE)风险。而压力梯度袜的使用在临床上就是积极有效的预防措施之一。

压力梯度袜(梯度弹力袜)的主要功能就是促进静脉血液回流到心脏,梯度弹力袜在脚踝部建立最高的支撑压力,顺着腿部向上逐渐递减,在小腿处减到最大压力值的70%～90%,在大腿处减到最大压力值的 25%～45%。压力的这种递减变化,可使下肢静脉回流,有效缓解和改善下肢静脉和静脉瓣膜所承受的压力,以预防静脉血栓的形成。

压力梯度袜的
压力梯度

弹力袜的穿着方法:

(1) 将袜子翻转过来,认清袜头和袜跟的位置。

(2) 把脚伸进袜子,两手拉住袜子的两端慢慢向上将平。

(3) 注意袜子不要有皱褶,以防压迫皮肤,造成局部皮肤的损害。

(4) 穿着过程中要关心肢端末梢循环情况及重视患者的主诉。

一般来说,患者可以自由下地活动时,就可以不穿弹力袜了。

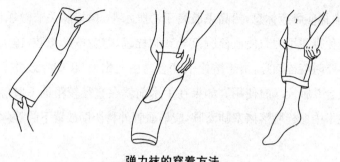

弹力袜的穿着方法

▶ 127. 卧床期间为什么会便秘？如何改善

一般卧床患者胃肠蠕动慢，出现便秘现象考虑是长时间卧床，肠蠕动减慢，粪便在结肠停留过久，致粪便干燥，排出困难。再加上饮食少而精，食用蔬菜偏少等原因，也会导致便秘。

保持大便通畅方法是：① 训练按时排便习惯。嘱早餐后常规排便，因早餐后肠道易受刺激，产生胃结肠反应，故为理想排便时期。② 训练患者床上排便。很多患者不习惯躺在床上排便，怕弄脏衣物，有意憋着，致使排便困难。③ 平时进食足量的蔬果和谷类食物，多进食富含纤维素的蔬菜，如芹菜，韭菜等。④ 防止长时间使用镇静剂、阿片制剂、抗胆碱药物，以免引起药物性便秘。⑤ 勿食用辛辣食物，如酒、辣椒、蒜。⑥ 若出现排便困难，可做腹部环形按摩，在医生指导下使用乳果糖、番泻叶、开塞露。上述方法无效可肥皂水灌肠。

▶ 128. 卧床期间为什么会排尿不畅

术前患者应练习床上排尿，直到顺利排出尿液为止，否则术后不能站立。患者在床上排尿时会紧张，怕尿湿床单或碍于室内人在场等，因而不能排尿。进手术室前应排空尿液，术中常需输液，尿液产生多，手术时间一长，膀胱高度充盈，造成术后排尿困难。一旦出现排尿困难，可用温湿毛巾热敷下腹部，按揉膀胱颈部，让患者听、看流水，上述方法常可奏效。若上述方法失败，可请医务人员导尿,但一般不作为排尿困难首选治疗方案。

129. 骨折手术前后怎么训练床上大小便

告知患者因疾病的需要,必须床上大小便。教会另患者使用尿壶,女患者使用便盆。使用尿壶、便盆时不能硬拉、硬塞,不能放置时间太长,以防局部皮肤破损。解便时患者取仰卧位,家属托起患者臀部,置便盆于臀下,扁的一头置骶尾部,开口一头朝下。排便时嘱患者双腿屈膝协助用力,病情较重者勿用力排便,在排便时深呼吸,以防病情突变,同时要注意保暖,以防着凉。

130. 有的骨折手术为什么要留置导尿管

骨折手术会留置导尿管有以下几点原因:① 有的骨科手术时间较长,为了观察患者病情变化,防止因手术时间过长而造成膀胱内尿液过多,不能及时排出引起膀胱充盈甚至膀胱破裂的风险,同时也是为了防止术后出现尿潴留的现象。② 有些骨科大手术后,患者由于活动不便及需要监护,留置导尿管便于治疗、护理患者生活。③ 便于麻醉师观察手术者情况,能够通过观察尿量决定术中的补液量。④ 有的麻醉方式,比如腰麻和硬膜外麻醉,也就是老百姓所说的半身麻醉,在麻醉效果消失之前会抑制排尿反射,因此采用这类麻醉的患者需要留置导尿。随着麻醉技术的发展,对单侧下肢手术的患者,麻醉医生可以采用单侧腰麻,即只麻醉单侧下肢的麻醉方式,排尿反射可以不受抑制,也可以不用留置导尿管。

患者恢复情况良好,通过家属协助或者自己能下床活动的,术后 24 小时可拔除导尿管,脊柱术后一般 2～3 天拔除导尿管,病情较重者根据患者病情恢复情况决定。

131. 老年人骨折后卧床休养期间脚肿是怎么回事

老年人卧床休养期间脚肿主要有以下几种情况:

（1）长期卧床患者血流速度减慢，下肢静脉容易出现血栓，如果脚肿局限在一侧下肢，范围包括足部、小腿，甚至有小腿肌肉的压痛，要高度怀疑下肢深静脉血栓，应优先做下肢静脉彩超，明确有没有血栓。

（2）如果双侧下肢都肿，甚至有身体其他部位的肿胀，如躯干、上肢、颜面部等，需要抽血看看是不是低蛋白血症、肾功能不全等全身性的因素影响。如果还合并胸闷、气急、尿量减少，则要明确有无心功能不全。

（3）老年人长期卧床，活动量减少，引起下肢静脉回流不畅，这是最轻也是最容易解决的情况。加强下肢活动，鼓励老年人自主活动足、踝部关节，适当抬高下肢，一般可逐步消退。

▶ 132. 骨折患者卧床期间为何要定期翻身

骨折患者因疼痛，一般不会主动翻身。不能翻身可能会导致术前、术后出现一些并发症，从而导致手术推迟或无法手术，错失手术时机，严重的并发症甚至可能危及生命。骨科卧床常见的并发症有：坠积性肺炎、压疮、下肢深静脉血栓形成等。坚持翻身虽然是一件很麻烦的事，但是有利于锻炼及功能恢复，防止并发症，对术前和术后患者康复有很大的作用。

术前自理能力轻度依赖的患者，可采用协助翻身的方式帮助其翻身。颈椎骨折或四肢瘫的患者采用每 2 小时一次轴线翻身或适时角度 90°翻身。轴线翻身的方法是：患者若有颈椎损伤，第一位操作者固定患者头部，沿纵轴向上略加牵引，使患者头颈随躯干一起缓慢移动；第二位操作者双手放在患者腰部、臀部，使患者全身保持在同一水平线上翻转至侧卧位。如果患者有颈椎损伤，勿扭曲或旋转其头部，以免加重神经损伤；密切观察病情变化，特别是呼吸变化；倾听患者主诉，注意沟通交流。下肢牵引的患者，翻身时向健侧翻身，第一位操作者站在患者健侧，一手扶其肩，一手扶其腰；第二位操作者取下牵引物、丁字鞋，站在同侧或床尾，抓住患者患肢稍作牵引，随着患者身体的翻转而同步转动其患肢；第三位操作者协助垫软枕，使患侧下肢成一直线，翻身后调整好牵引物或丁字鞋。髋部骨折的患者翻身时采用夹枕法：将软枕垂直置于两腿之间，患腿保持外展中立位，向健侧主动侧转肩部，使患者滚筒式翻身

90°,随后在背部垫软枕,卧位舒适。

▶ 133. 如何护理有认知功能障碍的老年人

认知功能障碍泛指各种原因导致的各种程度的认知功能损害,从轻度认知功能损害到痴呆。简而言之,即指与学习、记忆以及思维判断有关的大脑高级智能加工过程出现异常,从而引起严重的学习、记忆障碍,同时伴有失语、失用、失认或失行等改变的病理过程。认知的基础是大脑皮层的正常功能,任何引起大脑皮层功能和结构异常的因素均可导致认知障碍。由于大脑的功能复杂,认知障碍的不同类型会互相关联,例如:一个患者若注意力出现障碍,那么学习能力就会出现障碍;记忆力出现障碍,那么解决问题的能力也会出现障碍。

认知障碍常常会有以下一些临床表现:

(1)感知障碍。如感觉过敏、感觉迟钝、内感不适、感觉变质、感觉剥夺、病理性错觉、幻觉、感知综合障碍。

(2)记忆障碍。如记忆过强、记忆缺损、记忆错误。

(3)思维障碍。如抽象概括过程障碍、联想过程障碍、思维逻辑障碍、妄想等。

老年人在有认知障碍的基础疾病之上,又受到因为意外引发的骨折而造成的身体创伤、疼痛,住院引起的环境改变,然后是麻醉、手术及手术后康复等系列变化,老年患者常常表现为不配合甚至有对抗行为。那么,如何做好这一类老年人的护理呢?

首先,医护人员和患者应当建立起亲密的伙伴关系,温柔的语气语调、合理的肢体语言、规范的医疗护理操作都是让老年人信任和依赖的基础。其次,在手术之前,将可能要发生的事情一一予以告知,包括各引流管的放置等。很多时候人会害怕,是因为不知道会发生什么事情,比如疼痛会疼到什么程度。对于老年人,不妨用他熟悉的、经历过的相似的事件来描述,方便老年人理解。第三,做好充足的术前准备和评估,术后需要老年人配合的地方,如床上解尿、术后如何咳嗽、如何配合床上翻身等,在术前都要教会患者并加以练习。第四,老年人回到病区后不妨让他们用自己的手试着去探索一下自己身体的变化,让老年人知道伤口的位置、引流管的位置,告诉老年人什么动作可以做、什么动作不可以做。第五,陪伴很重要。最亲近的家人一直在身边,为之服务的也是熟悉和信赖的医护人员,老年人也会安心许多。接下来就是医护人员的事了,生命体征的维持、正确的药物选择、积极的对症处理缓解患者身体上的不适,相信老年患者能顺利渡过手术关。

▶ 134. 如何护理发生谵妄的老年人

谵妄是一种急性精神错乱状态,其特征是意识改变伴有集中、保持或转移注意力的能力下降,从而导致认知或知觉功能的紊乱;综合性医院老年住院患者谵妄的发生率为38.5%～60%。谵妄往往在短时间内起病(通常数小时到数日),一天中病情常有波动。谵妄通常由躯体疾病、中毒或药物不良反应引起。老年人因为意外跌倒、环境改变、手术创伤、麻醉药物等一系列外来因素对身体的刺激和损伤,更是谵妄发生的危险因素。

临床上除了药物控制以外,还可以采取一些可能减轻谵妄危险因素的干预措施。

(1)定向力方案。帮助患者认清自己所处的环境,可以在病室中布置老年患者熟悉的照片、花草。

(2)认知刺激。除了让最亲近的家属陪伴外,应减少多余的探视和干扰。

(3)促进生理性睡眠。建立正确的休息睡眠节律,用灯光或自然光帮助患者区分半天和夜晚,夜间保持病室环境安静。

(4)在病情允许的前提下协助早期起床活动。

(5)在安全的前提下,尽可能减少物理性约束,以避免老年患者出现行为对抗。

(6)做好疼痛管理和生命支持,疼痛和低血容量也可能是诱发谵妄的重要危险因素。

(7)做好保护性医疗护理措施,避免产生不必要的伤害和意外。

老年手术患者在身体逐渐康复的同时,谵妄症状也会得到相应的缓解。

▶ 135. 怎样的家居布置符合老年人骨折术后的生活需求

安全、方便、无障碍的家居布置才能符合老年人骨折术后的生活需求。

（1）安全。首先，我们要做好老年人的安全教育。家中床高度、宽度、硬度应符合骨折后老年人的需求，两边应配有护栏。特别推荐居住条件允许的情况下，为老年人在家庭配置医院里的病床，病床宽度合适，病床的整体高度、床头、床尾都可以抬高，方便家人在床的两边进行护理操作；夜间护栏拉起，可以避免老年人夜间坠床。老年人常坐的椅子应当配有扶手，方便老年人起立时支撑和预防久坐乏力可能引起的跌倒。地面需采用防滑地面，地巾、门垫等不建议采用，若一定要使用，应采用有防滑背胶颗粒的，预防老年人踩上时滑倒。独立卧室的老年人建议在卧室、卫生间配备呼叫装置，方便老年人时时寻求帮助。

（2）方便。家居布置以简单、大方、实用为主，保持家中走道的通畅，减少不必要的装饰和走道堆物，居室采光、通风良好，灯光明亮，电灯开关、电话等常用物件设置在老年人伸手可得处。夜间建议老年人使用床上解尿装置，避免因为半夜起床导致跌倒。建议在居室走道、卫生间、洗脸池、浴室都安装扶手；建议老年人使用淋浴，在淋浴房的墙边安装固定沐浴椅，方便老年人坐着安全地淋浴，也方便家人帮助沐浴。

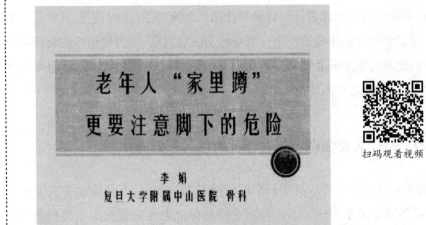

扫码观看视频

（3）无障碍。家中的地面建议以防滑木地板为主,去除各种可能导致跌倒的障碍,例如门槛,门的尺寸要考虑到轮椅可以方便通过,方便骨折后的老年人使用助步器或轮椅时的活动。

▶ 136. 骨折患者应该睡软床还是硬床

骨折患者术后一般不建议睡软床,软床无法给老年人身体提供良好的支撑。老年人卧在软床上,整个身体会陷进床内,而且不方便老年人起床。

建议老年骨折患者术后卧硬床,但硬床不等于硬板床,需要在硬床上铺垫具有一定支撑力的床垫。床太硬的话,一觉醒来,会觉得全身不适,头部、肩部、臀部甚至脚后跟等几个支撑点会承受很大的压力,如果卧床的又是一位消瘦、行动不便的老年人,那压力性损伤的危险就会大大增加。

众所周知,我们平躺时身体有好几个生理曲线,侧卧时头、颈、胸、腰之间也会有几个弧度,正确的床垫硬度选择是不论采取怎样的睡姿,床垫都能很好地支撑起身体的生理曲线和弧度,身体的每一个部位都能贴合到床垫上,且起床时不会感到乏力和全身肌肉酸痛。

宜经常前后、上下翻转床垫,使床垫均匀受力,并且定期清洁。我们应当选择透气、散热好的材料,贴身床单宜使用全棉的,在床单下最好增加一层隔离垫,预防老年人尿失禁时污染床垫,同时也方便清洁。

长期卧床的老年患者还可以选择使用气垫床,配合定时翻身、皮肤清洁和观察,可以有效避免压疮的产生。需要特别注意的是,因为气垫床的材质都是橡胶的,使用气垫床的老年人在下床时,一定要将气垫床的气放掉,避免因为床垫太滑而导致老年人摔倒。

▶ 137. 为什么要强调老年人骨折的社区和家庭护理

老年人骨折术后的恢复是一个比较漫长的过程,很多危险也常在家中发生,良好的家庭关系和出院后的各项支持是促进老年人骨折术后顺利康复的重要支点,那出院后的社区和家庭护理就显得格外重要了。

在患者出院前，家属提前根据老年患者的需求准备好合适的床、助步器、轮椅、便器等日常必需品，居家设施中做好一些无障碍的改造，例如将浴缸改建为淋浴房，因为很多下肢骨折的老年人已不能顺利、安全地进出浴缸，同时安排好可以照顾老年人的人力安排。

出院后联络社区的家庭医生，家属准备好老年患者的所有病情资料，方便社区医生上门时迅速了解老年人的基本情况。

提供老年患者的各项信息资料，根据老年患者的情况，协助社区医生一起制订切实可行的康复计划。患者家属在整个康复计划中占有重要的位置，既是帮助者也是支持者、督促者，在康复过程中时时关注老年人的状况，及时向医生汇报老年人的身体、情绪、心理状态以及各种发生的情况，利于医生随时安排正确的康复计划。

▶ 138. 社区护理为什么重要

作为一个社会人，不能脱离社会和人群，老年人也需关心社会上发生的各项新闻。除了看书、读报、看新闻、听广播，条件许可的情况下，建议带老年人参加社区的一些活动，在居住地的花园里散步、和邻居聊天、和老同事聊聊过去，都是避免老年人脱离社会的好方法。

作为家属，也要留好和老年人相关单位的联络人电话、社区医生的联络方式以及最信赖的好朋友的电话，以便在需要时可以及时寻求帮助。

从 2018 年起，上海已在全市范围内开展长期护理保险试点工作，计划每年服务上海老年人 300 万人次。长期护理保险（简称长护险）制度是指以社会互助共济方式筹集资金，对经评估达到一定护理需求等级的长期失能人员，为其基本生活照料和与基本生活密切相关的医疗护理提供服务或资金保障的社会保险制度。

年满 60 周岁及以上职工医保人员中，已按照规定办理申领基本养老金手续的人员和居民医保人员，经老年照护统一需求评估失能程度达到评估等级二至六级的长护险参保人员，都可以申请享受长期护理保险待遇。

长护险有三类不同的护理服务模式。第一类是社区居家照护，指护理站、社区养老服务机构等为居家的参保人员提供上门照护或社区日间集中照护及相关医疗护理服务;第二类是养老机构照护,指养老机构为住养的参保人员提供基本生活照料及相关医疗护理服务;第三类是住院医疗护理,指为在承担老年护理功能的定点医疗机构中住院的参保人员提供住院医疗护理的服务。

如果家中有骨折术后出院处于康复期的老年人,不妨到就近的社区事务受理服务中心提出申请。

▶ 139. 家庭护理需要注意什么

作为家属,不妨每天留出一些时间,和老年人聊聊天,关心一下老年人的起居,关注一下老年人关注的问题。良好的家庭关系和社会、经济支持系统是老年人健康、长寿的重要条件。那我们应该从哪些方面来关注老年人呢?

老年人的三餐安排及营养摄入、排泄、睡眠、清洁卫生、着装等都是需要家属关心并了解的。

老年人的家庭居家环境的布置及各项安全措施的落实,也是家属和陪护者重要关注的内容。如何预防老年人跌倒以及跌倒后的应急处理方法、如何预防老年人的走失、如何预防老年人窒息和呛咳以及急救措施、如何预防老年人坠床及坠床后的应急处理、如何预防老年人的压力性损伤以及发生损伤后的应急处理、如何预防老年人的低温烫伤等老年人的安全问题,都是需要我们一起来关注的。

老年人的疾病史、常用药的管理及用药方法,包括家庭小药箱的管理也是家庭护理管理中重要的内容。

除了照顾好老人的日常起居,老年人的情绪管理也是家庭护理管理重要的一环,倾听、赞同、合理的身体语言都是处理老年人发脾气时的良好沟通工具,维持老年人的兴趣爱好和特长也是维护好老年人情绪的一个好方法。

▶ 140. 为什么要重视骨折以后老年人的精神和心理问题

骨折会给患者带来精神和心理上的负担。骨折引起损伤部位的剧烈疼痛,限制了躯体活动能力,严重影响生活自理能力,导致患者生理、心理和社会负担加重,引起患者心理问题,包括焦虑、抑郁、敌对、偏执等。

疼痛和心理疾病互相影响。骨折早期,疼痛会引起焦虑,而焦虑又会使得疼痛的感受加重;骨折后期,由于活动受限或者残疾,患者较容易发生抑郁。由此可见,在骨折的治疗过程中,早期、充分的镇痛和良好的身体功能复健十分重要,同时需要给予患者心理上的宽容和支持。

谵妄是老年人骨折后的常见并发症,表现为突发的意识障碍、睡眠障碍、知觉异常等一系列可逆的并具有波动性的精神紊乱综合征。研究表明,谵妄与患者的长期生存之间存在相关性。因此,骨折手术后需要对谵妄积极预防。有效的措施包括:改善环境、帮助调整日夜周期、早期下床康复、治疗伴随内外科疾病、药物预防治疗等。

总之,老年人的骨折治疗需要多学科协同诊疗,其中精神和心理疾病不容忽视。除了医疗方面的防治外,家属的陪伴和协助,对骨折老年患者的康复具有非常重要的作用。

动静结合才能尽快恢复健康

▶ 141. 骨折后为什么要做康复

老年人骨折是非常常见的事情，骨折后不管选择保守治疗还是手术治疗，都需要一定程度和一定时间的制动，目的是给骨折的愈合提供一个稳定的环境。但是如果过于小心谨慎，过长时间卧床不活动肢体，就会导致骨折周围的肌肉萎缩、关节僵硬甚至出现深静脉血栓、褥疮、肺炎等并发症，而这些问题势必对老年人以后身体功能恢复造成巨大的困难。

现代的医学理念认为，及时的康复介入可以预防以上问题的发生。科学的康复首先会对老年人的身体状况进行整体评估，然后制订一个针对老年人的个体化的康复方案，同时会根据老年人病情变化和功能锻炼的情况调整治疗计划。

骨折后的康复内容包括肌力训练、关节活动度训练、呼吸训练、平衡协调以及步态训练等。通过肌力训练来预防肌肉萎缩，增加肌肉力量；通过关节活动训练改善关节的活动范围，预防关节僵硬，松解关节粘连；通过呼吸训练来增强心肺功能，帮助咳嗽排痰进而预防肺炎；通过平衡协调及步态训练来提高老年人的步行能力，降低跌倒风险。骨折后的康复旨在改善老年患者整体的功能，帮助身体尽快恢复到最佳状态，从而尽早回归家庭和社会，回归正常生活。

老年人骨折后一定要重视康复治疗，不要受老观念"伤筋动骨一百天"的影响，认为打个石膏或者做过内固定手术，然后回家静养就完事了。骨折后的康复非常重要，科学的康复往往事半功倍，功能恢复较好。但如果错过康复治疗的最佳时期，后面的恢复就会变得异常困难，如果再出现很严重的并发症就真的后悔莫及了。

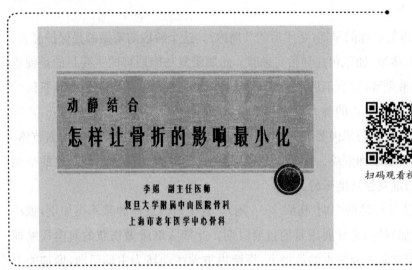

扫码观看视频

▶ 142. 康复锻炼会影响骨折愈合吗

对于骨折的愈合来讲，适当的康复锻炼不仅不会对骨折愈合造成影响，而且会促进骨折的愈合。首先，伤肢肌肉的反复舒缩活动，可使骨折纵向挤压力加强，骨折缝隙变小，骨折端紧密接触，使骨折愈合加速。其次，由于肌肉的收缩活动，骨折端可产生微动，这些轻微的异常活动可以刺激骨折端产生大量骨痂，有利于愈合。再次，康复锻炼可以增加骨折局部的血供营养，为骨折端的愈合提供了良好的血运基础，促进了骨折的愈合。在骨折愈合后期，肢体承受一定的生理压力，可以促进骨痂塑形，使之更为符合生物力学需要。另外，康复科的常用理疗，如低中频电疗、光疗、超声波等物理治疗，都是对骨折愈合有帮助的。

总之，科学的康复训练不但不会影响骨折愈合，还能促进骨折愈合。

▶ 143. 康复锻炼从什么时候开始比较好

现代的康复理念提倡早期康复，通常在老年人手术后，只要生命体征平稳，康复锻炼就应该介入了，所以如果没什么特殊情况，康复从麻醉苏醒后即可开始。

（1）康复训练的早期（手术后的2周内）。这个阶段需要做的是保护患肢、局部制动、冰敷、加压包扎和抬高患肢。此期康复功能锻炼的主要目的是促进患肢的血液循环，以利消肿和稳定骨折。康复训练的主要形式是伤肢肌肉的等长收缩，做有节奏的静力收缩和放松，即我们平时所说的绷紧和松开，通过这种形式可以预防肌肉萎缩。另外，还需要在安全情况下适当活动伤侧肢体，以预防关节僵硬和挛缩。同时，应对身体的其他非损伤部分开展必要的早期康复，预防继发性功能障碍。

（2）康复训练的中期（伤后2～6周）。这个阶段肢体肿胀不再加重，被动活动时疼痛减轻，是开展康复的重要时期。此期除继续做伤肢的肌肉收缩训练外，还可在家人或医生的帮助下，逐渐由被动活动转为主动活动，增加关节活动范围和增强患肢肌肉力量。在病情允许的情况下，应尽早起床进行全身活动。此外，可配合理疗以消肿、减轻疼痛、软化瘢痕并促进骨痂形成。这个阶段是康复的最佳时期，推荐去康复科在医生的指导下进行训练。

（3）康复训练的后期（术后6周～3个月）。此时骨性骨痂已逐步形成，骨骼有了一定的支撑力，康复训练的主要形式是伤肢关节的主动活动和逐步增加负重练习，使术侧肢体的关节活动度和肌肉力量尽快恢复到正常状态。

（4）康复训练的末期（术后3月后）。此时大部分的骨折应该都已经愈合，骨折处进入塑性阶段，恢复正常的生理功能。这个阶段的主要任务是通过继续做一些功能性的康复锻炼，使老年患者尽早回归家庭和社会，回归正常生活。

总之，老年人骨折术后康复应尽早开始，在骨折愈合的不同阶段，做相对应的康复锻炼，这样才能恢复得更快、更好，事半功倍，以最轻的疼痛、最少的金钱代价换来最大的身体收益，这才是最划算的。如果一味拒绝康复，想等骨

骨健康必听必看：老年人骨折那些事儿

折完全愈合后再做康复，那个时候疗效势必会大打折扣，要花费更多的时间和精力去跟关节粘连、僵硬作斗争，疼痛更加剧烈，治疗也更困难，恢复也更不理想。

▶ 144. 住院期间患者和家属要怎么配合医生的康复锻炼

老年人骨折术后，骨科医生会请康复科医生来会诊，并充分告知患者的手术情况和注意事项。在康复科医生充分了解患者状况后，会对患者进行常规的床旁术后康复指导。患者和家属应该怎么配合康复科医生进行功能锻炼呢？

由于患者住院时间短，又处于骨折康复的早期，所以康复科医生通常进行的是骨折术后的康复宣教和康复治疗计划的拟定。所以老年患者和家属应该妥善保管好术后康复宣传册，同时应做好记录，在征得医生同意后，可以进行拍照或录像，方便日后参照。

康复医生首先会确认患者的基本信息和手术情况，在明确患者及手术无误后，康复科医生会进行术后的宣教，比如术后肢体该怎么摆放、现阶段有哪些注意事项、现阶段可以做哪些动作、现阶段不能做哪些动作。对于现阶段的康复处方，患者及家属应该遵医嘱去完成。然后康复医生会为患者拟定一个个体化的康复方案，主要针对当前患者，比如2周内该做什么、2周～6周期间该做什么、6周～3个月该做什么、什么时候康复科随访、什么时候负重、生活中衣食住行的注意、马桶的正确使用、如何洗澡等，康复科的医生都会一一讲述。如果在沟通的过程中出现问题，比如老年患者听不懂，家属应该充当"翻译"，如果有问题要及时和医生反馈，一定要搞清楚、弄明白。

对于需要长时间住院并进行康复的患者，比如股骨颈骨折做了关节置换，通常需要3～7天的康复训练，这时候康复医生会每天来帮助患者进行康复训练，老年人一定要调节好心态，保证睡眠、保证进食来获得足够的体力去完成功能锻炼。在患者进行康复锻炼时，家属应陪伴在旁，必要时可予以一定的帮助，通过助力方式与患者一起完成锻炼，尤其是骨折患者在进行步态训练的时候，家属在旁的陪伴可增强患者锻炼的信心及安全感。有时候，患者在进行功能锻炼时出现疼痛而畏惧不敢活动,家属要多鼓励老年人去完成;另外,家属也要和康复医生多沟通,明白患者骨折术后早期所需要注意的事情,在患者康复锻炼时认真观察并做好记录,以便出院回家后督促老年患者继续做家庭康复。

▶ 145. 有哪些康复锻炼方法和康复治疗设备

（1）肌力训练。术后住院期间的康复属于早期康复,肌力训练主要为骨折周围肌肉的等长收缩。等长收缩又叫静力收缩,就是虽然肌肉做了收缩,但没有引起关节的活动,这样就保证了骨折处的稳定。怎么理解呢,就是老百姓常说的绷紧肢体,然后再保持一会。举个例子,在下肢骨折后,经常用到的股四头肌的等长收缩就是如此——在膝盖下方垫一个薄的毛巾卷,让患者膝盖用力往下压毛巾卷,绷紧大腿。这种类型的动作肢体运动幅度很小,但是肌肉在早期却得到了良好的锻炼。

（2）活动度训练。活动度训练的目的就是维持关节的活动范围,预防关节僵硬、粘连和挛缩并促进血液循环。术后早期,由于疼痛、肿胀等,关节以被动活动为主。被动活动时,肢体一定要完全放松,动作要缓慢柔和,在安全范围内逐步增大活动度,被动活动可由患者的健侧肢体帮助完成,当然也可以由患者家属或者康复医生的帮助来完成。比如一个肘部骨折做了内固定的患者,可以在健侧手的帮助下屈伸肘关节,也可以由家属或康复医生来帮助完成屈伸肘关节。

（3）呼吸训练。呼吸训练的目的主要是提升老年患者的心肺功能,预防肺炎。推荐的呼吸方式是腹式呼吸,可以在卧位或半卧位进行,经鼻吸气,腹部逐步隆起,保持 3～5 秒,然后再用嘴缓慢吐气,回缩肚子,保持 3～5 秒,整个呼吸过程要缓慢深长,每次做 10～20 分钟。老年患者可能刚开始不太习惯,不要急躁,慢慢去体会,直到掌握要领。

（4）转移训练。转移训练的目的主要教会患者如何安全地从卧位转变到坐位再到站立位甚至行走。当然,转移训练一定要在骨科医生或康复科医生的同意下进行,切不可随意转移。比如一个腰椎压缩骨折做了椎体成型术的患者,在起床的时候要先戴好腰围,然后整个身体像滚筒一样转为侧卧,保持上半身正直不弯腰,然后在肘的支撑和家属的帮助下侧身起床。这种侧身起床的方式骨折处的应力最小,是推荐安全的早期起床方式。

（5）理疗设备。骨折术后的早期可以采用一些物理因子来帮助患者恢复,常用的有激光、低中频电疗、气压仪器、CPM 持续关节被动活动仪,当然还有冷敷。激光的作用是促进伤口的愈合;低中频电疗的作用是减轻疼痛和刺激肌肉收缩;气压泵的作用是通过压力来促进血液和淋巴回流,消肿和预防深静脉血栓;CPM 持续关节被动活动仪是在仪器的帮助下被动而缓慢地活动肢体,目的是维持并逐步改善关节活动度,预防关节粘连和僵硬;冷敷就是通过一定时间的冷刺激,最好是使用冰水混合物,减轻肿胀和疼痛,在骨折后早期是非常适合的。

以上就是骨折术后早期住院期间常用的康复训练方法和仪器设备,康复医生会结合患者的情况采用针对性的康复措施,从而帮助老年患者更好地恢复功能。

▶ 146. 为什么老年人骨折后应尽快脱离卧床状态

首先,我们要了解老年人骨折后长期处于卧床状态会产生什么样的危害。

（1）长期卧床会引起下肢深静脉血栓的形成。下肢深静脉血栓形成的原因多是静脉血液流动滞缓,静脉壁受到了损伤及血液处于高度黏稠的一种状态。而长期卧床则是导致下肢深静脉血栓形成的最主要的原因。下肢血液流动不畅就容易凝结而形成血栓,栓子一旦脱落便会随着静脉回流于肺部,从而堵住肺部的血管而形成肺栓塞。此病异常凶险,是急诊常见病症之一。

（2）长期卧床会导致四肢肌肉力量的减退。上肢的肌肉力量在我们的日常生活中发挥着重要的作用,比如拿放物品、刷牙洗脸、穿衣打扮等。如果上肢的肌肉力量减退,势必会对生活造成很大的影响。而下肢的肌肉力量则在站立行走时起到关键的作用,如果下肢肌肉力量不够,会影响站立的平衡和行走的稳定,进而造成行动困难甚至跌倒。

（3）长期卧床会导致压疮,也就是我们常说的褥疮。老年人在长期仰卧位的状态下,枕骨粗隆(后脑勺)、肩胛部、肘关节、脊柱隆起的部位、骶尾部(臀部)以及足跟会长时间受压。最常见的就是骶尾部受到压迫而发生压疮。压疮容易继发感染,导致皮肤破溃、溃烂甚至深达骨骼,严重的话还会引起败血症而危及老年人的性命。

（4）长期卧床还会对心血管系统和呼吸循环系统造成一定程度的危害,会导致心肺功能下降,可能出现肺炎。

因此,老年人骨折后应尽快脱离卧床状态以避免诱发其他的疾病而影响老年人骨折后的康复进程。

▶ 147. 骨折的老年人如何尽快脱离卧床状态

前面我们已经提到了老年人骨折后长期卧床会导致的危害。既然危害如此之大,所以脱离卧床要尽早。具体该如何做呢?

首先,应该据老年人的身体状况选择合适的治疗方法,可以是保守治疗也可以是手术治疗。

对于需要手术治疗的患者,应根据其手术情况采用相应的康复治疗方案。举例来说,对于股骨颈骨折的老年人,目前多见的手术方式有内固定和全髋关节置换术。做了内固定的老年人,肯定需要一段时间的术侧肢体不负重,通常需要 6 到 8 周的时间肢体才可以开始逐渐负重。那么,这期间就要一直躺着吗? 当然不是,虽然早期不能负重,但是可以坐起,所以老年患者可以在第一个月内逐步摇高床头然后坐起,然后在第二个月时可在拐杖或助行器的帮助下适当站立,在第三个月的时间里开始试着走路,并根据情况逐步脱离助行器或拐杖的帮助。对于进行了全髋关节置换术的老年患者,由于手术是进行假体置换,而这个假体通常是可以负重的,所以我们则要求在术后第一到两天内尽快下地活动,也就完成了脱离卧床的状态。

对于采用保守治疗的骨折老年人,应该在保证骨折端稳定的情况下,开始逐步进行坐站训练。

其次,老年骨折患者脱离卧床状态还需要身体其他部位的功能都正常才能够完成。比如需要心肺功能的正常,所以要做一些呼吸方面的训练,可以做腹式呼吸。另外,还需要肢体有一定的力量才能完成起床活动,所以卧床期间需要做上肢和下肢以及躯干的肌肉力量训练。对于骨折后出现谵妄或认知方面有下降的老年患者,还需要做一些认知方面的训练来提高认知水平,进而提高起床的配合度。

总之,应根据骨折后老年人的总体情况,选择合适的手术或其他治疗方案,并根据老年人的身体情况选择有针对性的康复训练,这样才能使老年患者尽早脱离卧床状态。

▶ 148. 手术后第一次坐起或站立为什么会头晕

我们已经谈论过如何让骨折术后的老年患者脱离卧床状态,在这个脱离的过程中就需要面对坐起和站立,手术后第一次坐起或者站立的老年患者出现头晕的原因主要有以下几点:

(1)在手术过程中,麻醉的方式有局麻和全麻,麻药的维持时间可能会较长,在手术后第一次坐起或站立时有残存的麻药反应。此外,为了缓解手术后引起的疼痛,医生会使用微小剂量的镇痛泵,部分患者会对镇痛药物产生过敏,出现恶心、呕吐及头晕的症状。

(2)老年人本身的体质就较弱,在接受手术治疗后会更加虚弱,加之病房环境较嘈杂,睡眠不好,胃口不好,吸收差,能量获得来源减少,第一次坐起或站立会消耗比较多的能量出现体力不支而头晕。

(3)体位性低血压,这也是发生头晕最主要的原因。从骨折到接受手术再到第一次可以坐起,一般都需要几天的时间。在这几天的过程中,老年人基本都是处于卧床状态,而完成第一次坐起或站立,血液不能及时向大脑供应而引起头晕、恶心等症状。医生在让老年患者坐起前,都会嘱咐家属先把患者的床头摇高,让患者先适应一下体位的变化,然后再缓慢地让老年患者改变体位。

一般来说,老年患者头晕现象会随着坐起时间的加长而逐渐减轻,到第二次、第三次坐起或站立,头晕的现象基本上会慢慢消失。

▶ 149. 如何正确使用拐杖或助行器

老年人骨折后通常都需要拐杖或助行器的帮助来完成行走。拐杖适合于下肢骨折未愈合之前，主要作用是减重。而助行器适合于髋周骨折，例如股骨颈骨折做了髋关节置换的患者。这类患者由于可以负重，所以助行器起到平衡和稳定的作用。

那么，骨折后怎样正确使用拐杖呢？

因为拐杖的主要作用是减重，就是减轻骨折侧肢体的负荷，所以一定要选择质量好、扶手牢固、高度可调的拐杖，通常铝合金制品最佳。可分为腋下拐杖和前臂拐杖。腋杖可减轻80％的下肢负重，适合骨折后早期需要起床活动的情况。如果完全不能负重，则需要双拐。前臂拐杖可减轻40％～50％下肢重量，适合于骨折愈合的中后期、部分负重阶段手臂力量比较强的患者。拐杖的高度应根据患者的身高调适，拐顶距离腋窝5～10厘米，与肩同宽。扶拐的力在双手而不是靠腋窝支撑身体，要避免使用不当造成臂丛神经麻痹。行走时采用四点法（右拐—左脚—左拐—右脚）、两点法（右拐左脚—左拐右脚）、三点法（两拐患肢—健肢）、三点拖行法（脚跟着拐杖拖行）。

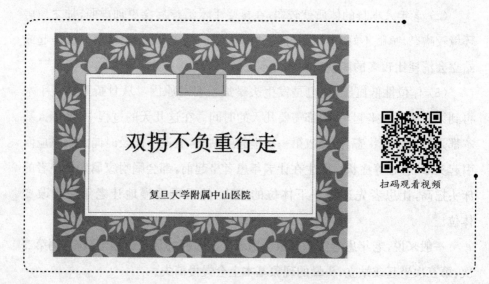

双拐不负重行走

复旦大学附属中山医院

扫码观看视频

下肢骨折患者用拐是暂时的,骨折愈合后应根据平衡及肌力的情况逐步弃拐。

　　下面再说一说助行器,助行器有四个脚,有较大的底面作为支撑基础,并可让使用者双手支撑,能提供最佳的支持和稳定度,多用于下肢肌力较弱或平衡能力较差的使用者。对于股骨颈骨折做了髋关节置换的老年患者就非常合适,因为助行器能提供很大的稳定帮助,但助行器不适用于不平坦的地面和上下楼梯。在髋关节置换术后早期,当患者需要下地行走时,可以在助行器的帮助下行走。助行器应根据老年患者的身高来调整高度,不可过高或过矮,一般把手位置平行于股骨大转子即可。步行时采用"移动助行器—移动患肢—移动健肢"的跟步走法,待平衡能力提高后,可采用"移动助行器—移动患肢—移动助行器—移动健肢"的跨步走法。当患者的平衡功能逐步恢复,能够获得很稳定的步态时,可以由助行器过渡到手杖,然后再慢慢脱手行走。

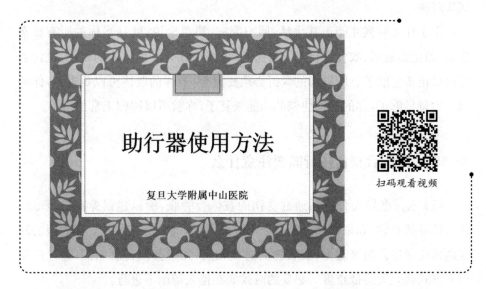

扫码观看视频

　　对于骨折前就需要在助行器的帮助下才能行走的患者,建议即使骨折完全恢复,还是要采用助行器,这样才会比较安全。

▶ 150. 骨折后能恢复到什么程度?何时可以正常生活

　　骨折后能恢复到何种程度,往往和骨折的部位以及是否合并其他损伤有很大关系。对于单纯骨干骨折的老年人,最好的结局就是骨头能够完全愈合,和正常骨一样,同时肢体的功能水平也和骨折之前一样。这就需要良好的复位、固定和科学的康复训练。

对于骨折粉碎严重,骨折处累及到关节软骨面的骨折,如果关节面恢复欠佳,由于反复磨损,可能会出现创伤性关节炎,可能会影响关节的负重和活动,届时需要通过置换关节来解决。

对于骨折合并神经损伤的患者,除了骨折的愈合,还要看神经的恢复情况,神经损伤恢复较慢,有些可能永久不能恢复。这部分患者可能会遗留神经功能障碍。

对于骨折合并周围韧带损伤的,如果韧带恢复欠佳,可能会存在关节不稳的情况,可能引发慢性的疼痛和关节磨损加速,部分需要通过骨科再手术的方式来解决。

至于什么时候才能正常生活、回归家庭,简单地说,就是当你的所有日常生活,如生活起居、衣食住行都不受影响时,即使你有其他肢体的代偿,也代表你可以正常生活了。所以你的骨折必须要愈合,当你的肢体可以负重了,你的肌肉力量足够了,你的平衡协调的功能恢复了,你就可以回归正常生活了。

▶ 151. 骨折后衣食住行需要注意什么

(1) 衣。老年人骨折后通常受伤的肢体会肿胀,所以建议穿宽松、舒适、透气性好的衣物,如果衣物过紧会影响血液循环,加重肢体肿胀。穿衣服的时候通常先穿患侧再穿健侧,脱衣物的时候相反,先脱健侧再脱患侧,这样的穿脱衣方式会大大降低难度。必要的时候要在他人帮助下进行。

(2) 食。患者应食用多品种、富有各种营养物质的食物,适当补充蛋白质、钙以及像西红柿、胡萝卜、青菜等维生素 C 含量丰富的蔬菜,以促进骨痂生长和伤口愈合。食物本身应易于消化和吸收,慎用对呼吸道和消化道有不良刺激的辛辣食品,如辣椒、胡椒、芥末等。切勿盲目过量地补充钙质、喝骨头汤、偏食和吃不易消化的食物。

(3) 住。家中要保持整洁,避免放置太多的杂物,以免患者发生碰撞。床旁尽可能少放东西或留有足够大的空间,便于患者上下床。在马桶旁边可放置扶手,患者不方便时可以抓一把。同时,保持房间明亮、通风好,营造舒适的居住环境,对老年人的恢复也是有帮助的。

(4)行。出行走路时一定要注意安全,由于肢体力量下降,平衡功能还没恢复,在地滑或有别人碰撞的情况下,会有跌倒的风险。在骨折后恢复期间,受伤侧肢体要有明显的保护物品,以提示路人避让。必要时候佩戴夹板或使用拐杖、助行器甚至轮椅等辅助设备。出行要在家人的陪伴下,选择简易方便的出行方式,比如打车,这样会相对更安全些。

▶ 152. 骨折患者出院后想继续康复该去哪里

老年人骨折做完手术后,如果病情平稳,没有什么特殊情况下,一般就可以出院了。出院后如果想继续做康复可以去哪里呢?下面做个介绍。

(1)所住医院的康复科。如果患者所住的医院是综合医院,通常都会设立康复科,有的医院的康复科也会设有病房,比如中山医院,就是有康复病房的。患者在出院前可向骨科医生提出想去康复科的想法,而后医生会帮助办理转科手续。如果患者所处医院的康复科没有病房,可以选择去康复科的门诊部进行康复治疗,这就需要每天或隔天过来。通常术后 2 周以上的患者才推荐去门诊康复。

(2)其他医院的康复科。如果所住医院康复科没有床位,来所住医院康复科门诊部又比较麻烦的情况下,可以选择离家相对较近的其他综合医院。目前,一部分三级医院和大部分二级医院和一级医院以及社区医院会设有康复病房,老年人骨折术后可以考虑去这些地方继续康复。毕竟有了地理优势,方便家人照顾和陪伴。

(3)其他康复专科医院和老年护理医院。

▶ 153. 骨折后出现肌肉萎缩怎么办

老年人骨折术后大部分都会有不同程度的肌肉萎缩,就是直接从外观上看,患侧肢体相对健侧变细了,这属于废用性萎缩。主要是因为肢体在制动期间,骨折部位周围的肌肉没有进行有效的收缩活动而导致萎缩,是骨科术后最常见的并发症之一。因此,骨折术后的肌肉收缩训练就非常必要,可以预防和减缓肌肉萎缩。长期合理的肌力训练可以使肌肉的爆发力和耐力都有提升。

首先,我们先谈一下在术后早期怎么预防和减缓肌肉萎缩,想让肌肉不萎缩,就必须要让肌肉动起来,在术后早期由于需要骨折端的稳定,所以也不可以盲目乱动,我们需要让肌肉收缩,但是骨折周围的关节没有活动,这样就比较安全了。这样的肌肉收缩方式就叫等长收缩,又叫静力性收缩,肌肉的长度没有变化,但是肌肉得到了有效的锻炼。例如股四头肌的等长收缩,就是保持大腿绷紧,看起来没有活动,但是肌肉却得到了很好的锻炼。

那么,如果已经出现了肌肉萎缩,该怎么办呢? 通常发现肌肉萎缩、肢体变细的时候,已经是骨折的中后期了,在这个阶段,往往肢体可以部分负重和对抗适当阻力了。增强肌肉力量的最好办法就是一定次数的抗阻训练,可以通过使用弹力带或由家属、康复医生提供阻力,并坚持锻炼下去。对于下肢骨折来说,要根据骨折术后的阶段逐步进行负重行走,负重训练要求循序渐进,可以从脚尖点地逐渐过渡到半脚掌着地,然后全脚掌着地,重心从健侧逐渐向患侧转移。负重不能早,也不能晚,负重行走一定要骨科医生同意才可进行。还有一些理疗设备,如低频电刺激,这种治疗仪通过特定的电流参数来刺激肌肉收缩,增加肌力。同时,患者需要保持乐观愉快的情绪。较强烈的长期或反复精神紧张、焦虑、烦躁、悲观等情绪变化,可使大脑皮层兴奋和抑制过程的平衡失调,促使肌肉萎缩发展。另外,一定要劳逸结合,忌强行进行功能锻炼。因为强行进行功能锻炼会使骨骼肌疲劳,不利于骨骼肌功能的恢复、肌细胞的再生和修复。因此,运动也需循序渐进,量力而行。

▶ 154. 骨折后走路不正常了怎么办

步行是下肢骨折后必须恢复的一种最自然的活动能力,部分老年患者会在骨折完全愈合后脱拐或脱离助行器的时候出现走路不正常的情况。对此,该怎么办呢? 我们首先做一个系统的评估,找到引起步态异常的原因,然后再针对性地指导与训练。常见的原因有以下几种：

（1）疼痛。疼痛引起的走路不正常通常在骨科手术后的早期发生。比如股骨颈骨折做了全髋关节置换，由于早期的伤口疼痛和骨折导致的软组织损伤引起的疼痛。由于患者想避免这种疼痛，会自然减少患侧的负重程度和负重时间，于是就出现了躲避疼痛的步态。所以，需要合适的镇痛药物和适当的理疗，比如激光和低中频以及冷敷来减轻疼痛。通常疼痛减轻，走路也会有所改善，待手术伤口和软组织完全愈合后，疼痛会慢慢消失，这时候步态会逐渐恢复正常。

（2）肌肉萎缩、肌力下降。正常的步态需要下肢肌肉良好协调地参与才能完成，如果肌肉无力，势必会影响步态。对患者进行肌力评定，参考健侧，找出相对薄弱的肌肉，然后再进行正确的肌力训练。增强肌力一定要适当抗阻并重复多次，阻力可以由弹力带、沙袋或家属和医生来提供。

（3）关节僵硬、周围组织粘连挛缩。好的步态肯定需要一个良好的关节活动度，当你的踝、膝、髋等活动幅度不够的时候，肯定也会影响步态。通过关节活动度的测量和健侧的比较，找出活动幅度不理想的关节，并有针对性地进行关节松动术、牵伸（由康复科医生完成），再配合理疗，如超声波疗法、音频治疗，可起到软化瘢痕、松解粘连的作用。对于挛缩严重的可以考虑使用辅具。一旦活动度恢复，步态也会逐步改善。

（4）心理原因。患者会产生害怕心理而不敢让患肢承重。应该积极排除心理因素，去除心理负担。要知道，既然医生允许脱拐行走，就表明患肢能够承受正常负重，因此不必担心患肢再次骨折或受伤。尽量保持正常步态，适当调整步幅、步速。要有意识地去纠正步态。走路不求快，步子要小、慢、稳。患肢步幅不宜过大，将身体重量全部转移至患肢后再缓慢迈出健腿，并保持身体平衡，每一步都要走好。慢慢习惯后，步速就会自然变快。走路时要昂首挺胸，目视前方。很多人在刚开始走路时，眼睛盯着脚尖，生怕摔倒，但站直身体目视前方可以将重心后移并能分散注意力。

（5）长短。现在医疗技术进步，绝大多数骨折通过手法或手术都能得到很好的复位，肢体长度一般不会改变。若双下肢等长，应该不会"瘸"。即使双下肢不等长，只要相差不超过2厘米，在行走时也不会表现出明显的跛行。如果双下肢不等长，相差超过 2 厘米，可以在短腿的鞋子中垫上鞋垫，高度以垫上之后感觉与健侧腿一样长即可。

总之，只要没有神经损伤，术后两腿长度相等，跛行只是暂时的，通过锻炼、纠正步态，很快就能恢复正常。但是如果不加注意，不及时纠正，长时间跛行就可能形成习惯性的异常步态，将来很难纠正。

▶ 155. 何种强度的康复锻炼比较合适

老年人骨折后合适的康复锻炼强度肯定是因人而异的，应根据老年患者的综合身体状况、手术情况、恢复阶段以及对康复锻炼的反应来进行相应的调整，很难有一个标准的参数去量化。体质差的老年人肯定比体质好的训练强度要低；手术内固定牢固的肯定要比内固定不稳的训练强度要高；恢复中后期的肯定要比早期的训练强度大；如果对康复训练的反应过大，肯定要适当降低康复锻炼强度。相对来说有探讨价值的，就是骨折后不同阶段的康复训练强度以及根据不同治疗反应来调整康复训练强度这两方面了，下面将两者结合来谈一下。

（1）骨折后早期（通常为 2 周内）。这个阶段处于血肿机化期，肢体肿胀、疼痛反应较大，康复的目标主要是骨折处活动度的维持或逐渐增加，以及骨折周围肌肉萎缩的预防。由于关节活动易导致肢体肿胀以及疼痛反应，所以此阶段的康复锻炼强度宜低，通常维持或逐步增加活动度只需要每天进行 2～3 次，每次 3～5 个即可；对于预防肌肉萎缩，以等长收缩为主，在白天，每 1～2 小时 1 次，每次 10～20 个即可。如果康复锻炼后出现疼痛加剧、疲劳情况增加，而一直到 24 小时都没有缓解，那通常代表康复锻炼强度偏大，宜视情况降低训练强度。

（2）骨折后中期（通常为 3～6 周）。这个阶段处于骨痂形成期，肢体的肿胀以及疼痛反应大幅下降，康复的主要目标是肢体恢复到正常活动范围以及提升肌力水平。但此时肢体往往还不能负重，所以此期的康复锻炼强度宜中，通常以主动活动为主。由于需要增加活动范围，所以应增加活动次数，每天 2～3 次，每次 10～20 个。肌肉等长收缩继续去做，但每次的锻炼个数应该增加。如果康复锻炼后出现疼痛加剧、疲劳情况增加，而一直到 24 小时都没有缓解,那通常代表康复锻炼强度偏大,宜视情况降低训练强度。

(3)骨折后期(通常为8周～3月以及3月以后)。这个阶段是骨性愈合期以及塑型期,此期的目标主要是肢体活动范围和肌肉力量等恢复到正常状态。由于开始逐步负重,所以此期的康复锻炼强度宜高,通常以抗重力(肢体的重量)、抗阻力(肢体重量的基础上附加外来的阻力)为主。此期的训练频率基本不变,但训练单次强度需要提高。如果康复锻炼后出现疼痛加剧、疲劳情况增加,而一直到24小时都没有缓解,那通常代表康复锻炼强度偏大,宜视情况降低训练强度。

总之,根据骨折愈合的不同阶段,康复锻炼强度逐渐提高,每次以康复锻炼有轻度疼痛、适度疲劳的反应,24小时内反应可以消失为佳。

▶ 156. 家庭康复该怎么做

家庭康复非常重要。通常来说,经济状况好、照顾者文化程度高、家庭支持程度高的患者,肢体功能恢复情况、自理能力、减少并发症发生等各方面会更好。家庭康复包括家居的设置、家庭成员的态度、康复知识和训练方法等。做好家庭康复不是一件容易的事,从康复医生的角度来说,家庭成员多方面的配合和努力很重要,同时还应该注意以下问题:

(1)家人的态度。这其实是一种心理状态。一要多鼓励患者做自己力所能及的事而不是包办代替。家人要引导患者完成任务,例如让患者自己穿衣服,不要认为自己不帮助患者穿衣服就是不孝顺或不勤快,患者不依赖他人的帮助,有助于减轻焦虑情绪,增强自信和自尊。二要接受患者由于残障造成的不完美,不要把患者存在的问题作为日常谈论的话题。对患者的进步及时表扬,对存在的缺陷不要反复指责。三要落实康复计划,减少随意性。患者出院前,家人与康复医师或治疗师制订康复目标和训练计划。回家后做好一日生活安排,按时作息、按计划落实康复训练,做好日记,在门诊复诊时接受康复医师或治疗师的指导。

(2)家人的技能。一要注意向医院的康复治疗师学习康复训练方法,包括患者安全移动的方法、坐稳站稳和步行的技巧等;二要学习康复护理的方法,如患者的卧位、喂食的技巧等;三要做好家人自身的身心和人力调整,保障患者能安心康复。保持与医院康复医生和治疗师联系,定期接受门诊康复指导,有问题随时请教。

(3)家居环境准备。一要注意患者起居便利和安全,包括安放床档、准备恭凳、卫生间安装扶手和安全椅等;二要准备必要的训练器材,如手杖、助行器、轮椅等;三要做好饮食调配,每周称体重,帮助增强消化能力和体力。

总之,每个患者情况不同,家庭康复会面临方方面面的问题,作为家人必定要付出很多努力才能促进患者的康复。家庭康复意义重大,务必要做好家庭康复。

▶ 157. 社区康复该怎么做

当患者在大型医院进行治疗,达到出院进行康复的条件后,即可进行社区康复。首先,根据自己所居住的街道位置找到离自己最近的社区卫生服务中心或社区医院,与社区内的社区家庭医生进行签约。如果患者不知道如何与社区医生取得联系,可以寻求自己的主治医生的帮助。对于体质较差、不适合去社区医院康复的老年患者,可以申请社区家庭医生定期"送康复服务上门"服务。"送康复服务上门"服务包括:定期上门健康体检、康复训练指导、健康教育、心理疏导。上门康复期间,社区家庭医生可同时对患者家属进行培训与指导,以方便家庭康复的开展。对于体质较好的老年患者,可以选择去社区医院或社区卫生服务中心进行康复锻炼。一般社区卫生服务中心或社区医院都设有康复训练室,会有一些基础的康复设备,可以遵循社区医生或康复治疗师的专业指导进行康复,医院环境的影响以及病友的互相鼓励往往会给患者的康复带来巨大的帮助。

▶ 158. 康复期间需要定期康复随访吗

老年人骨折做完手术,并不是一劳永逸的,因为接下来就进入康复的时间。康复锻炼是分阶段的,在不同时期,康复锻炼的内容和目标以及注意事项会有所变化,这在前面的几个章节有提到,所以需要定期的康复随访。

定期的康复随访通常在康复开始后2周、6周、12周、半年、1年,然后再根据情况决定是否需要继续康复随访。康复随访时,康复医生会对老年患者做一个综合评估,评定出当前的功能水平,通过与老年患者当前阶段应该达到的功能水平进行比较,看看是否达到预期、是否有很大差距、是否有不规范康复的地方,然后再根据具体情况调整康复治疗计划,告知当前需要加强的训练和注意事项以及下一阶段应该达到的目标。康复随访的意义重大,对老年患者的功能恢复有积极作用,可以大大提高康复治疗的效果。

康复锻炼是个相对漫长的过程,其间什么情况下必须去看医生呢? 当老年患者感到骨折的部位出现了新的疼痛、长期疼痛未改善、形态改变(如肿胀、关节异样等)或其他的不适(如日常生活中心悸、胸闷、突感肢体麻木等),需要及时前往当地医院进行检查、诊断和治疗,切记不能有"慢慢就会好了""在家休息休息就好"的心理,以免错过最佳治疗时间导致病情加重。另外,如果老年患者觉得现阶段的肢体功能水平远远低于康复医生要求的标准,或者日常生活中很多应该可以做到的事情,完成都相当困难甚至不能完成时,那么就应该去看医生了,早点评估,早点解决问题,这才是最好的处理措施。

▶ 159. 老年人骨折术后如何锻炼肢体平衡能力

平衡是人体一项很重要的能力,日常生活中可以很平稳地坐着、站着,走路不会东倒西歪,被别人不小心碰一下也不会摔倒,都是平衡正常的一种表现。

老年人身体各个器官都在退化,肌肉力量、身体柔韧性也大不如前,对环境的适应能力和反应能力降低,感觉变得迟钝、行动变得迟缓、反应差,平衡能力也下降,这也是老人容易滑倒、摔跤的原因。骨折术后,由于肢体受损和一定时间的卧床休息制动,平衡能力更是大幅下降,所以平衡能力的训练对老年人是非常重要的。

那么该怎么提高平衡能力呢?

首先,做一些简单的平衡测试,来了解老年人目前的平衡能力,然后再有针对性地做一些康复训练。平衡分3级：1级静态平衡；2级自动态平衡；3级他动态平衡。静态平衡就是老年人能够稳定地坐和站，并且保持一段时间；自动态平衡就是老年人可以安全地从坐到站再到走，然后再安全地停下、站住再坐下；他动态平衡就是在2级平衡的基础上，加之外力，如被人轻轻地碰或拉等，还能完成这些动作，并且不会摔跤。原则上，患者的康复训练要在当前等级增加难度，逐步做一些高一级的训练。举个例子，比如老年人自己坐站走路都很稳，但有人轻轻一碰就失去平衡，有摔倒的趋势，那么目前的平衡等级为2级。我们在2级加强难度，让老年人在走路的时候半闭着眼，踮着脚尖或脚后跟来走，当然，前提是要安全。然后适度地做一些有外力干扰的训练，比如走5米，有人轻轻地推或拉老年人，但老年人能够顺利地走完。再强调一次，平衡训练是有跌倒风险的，一定要在安全的前提下去做。

每个平衡等级的老年人都可以做的训练是肌力训练。做上肢、下肢以及躯干的肌力训练，提高老年人的控制能力，进而改善平衡能力。肌力训练很重要，应该有规律地进行训练且长期坚持。

上肢的肌力训练包括上肢的上举、后伸、向外打开，下肢的肌力训练在卧位时做，包括勾脚背、屈伸膝关节、整个下肢的抬高，以及坐位的踢小腿和站立位的大腿后伸和外展。躯干的肌力训练包括练习腹部肌肉的收肚子和练习背部肌肉的屈膝位抬起臀部。

另外，体重较大的肥胖老年人较正常体重老年人跌倒风险概率要增加31%，所以，肥胖的老年人适当减肥是很有必要的。从另一个角度来看，这也是提高平衡能力的方法。所以，术后要合理补充营养、科学进食、不能补得过多。

至于预防跌倒，要在平衡训练的基础上，改善环境，改善家中照明，使房间里光线充足，在过道、卫生间和厨房等容易跌倒的地方安装局部照明，老年人旁边也该放置容易触摸到的台灯。同时，要适当安置扶手和做好房间的防滑措施等。对于平衡能力相对较差的老年人，建议可以在辅助器具，如助行器或拐杖的帮助下进行日常活动，这样就会大大提高日常生活的安全性。

总之，提高老年人的平衡能力必须从多方面、多角度下手，综合考虑，才能达到预防跌倒的目的。

▶ 160. 老年人骨折的康复只进行伤肢锻炼就可以吗

老年人骨折后的康复不应仅着重于局部骨折的愈合和功能恢复,而要将老年人视为一个整体,进行全身整体的康复,包括骨折周围关节的康复、健侧肢体的康复、心肺康复,预防可能出现的并发症以及心理问题等。

举个例子,老年人常见的桡骨远端的骨折,除了骨折部位按照不同阶段的愈合情况进行相应康复以外,还要做相邻手指以及肩肘部的康复运动,预防相邻关节的挛缩和肌肉力量的下降进而影响到功能。有部分老年人,虽然骨折在腕部,但却因为肘、肩的制动僵硬问题而导致功能受限,这应该是要避免的。

再举个例子,也是老年人常见的髋部的骨折,在术后,我们除了要按照常规进行伤侧髋关节的康复以外,还要做临近膝关节以及踝关节和腰背部的康复,同时需要加强健侧的训练。因为患侧在一定时间内是不允许负重的,当老年人活动的时候,势必会增加上肢及健侧肢体的负荷,如果负荷过大,也会造成疼痛和不适进而影响功能。这是要加强健侧锻炼的原因。

老年人是个特殊的群体,身体机能各个方面相较年轻人都有不同程度的退化,愈合时间相对变长,卧床时间长,加上不少老年人都有基础疾病,易导致并发症。常见的并发症有下肢深静脉血栓、压疮、肺炎等,预防血栓除了使用抗凝药物外,还要经常做活动(如踝泵动作)来加速血液循环。预防压疮就要教会老年人定时翻身,预防肺炎就要教会老年人进行有效的呼吸训练、排痰训练等,这都是需要康复的内容。

老年人骨折后容易出现情绪不安、焦虑、烦躁、惊恐、易怒、情绪低落甚至抑郁、悲观、绝望等各种心理变化,以及对治疗缺少信心等不良心理反应。所以老年人还需要适当地做一些心理方面的康复。医护人员及家属应主动走近患者,做好患者思想疏导工作,及时给予耐心细致的解释和安慰,语言要亲切、体贴。谈患者最感兴趣的话题,多为患者介绍成功的案例,从而使患者能够树立起战胜疾病的勇气和信心。在精神上给予安慰,生活上给予照顾,建立良好的护患氛围,可极大提升患者的生存欲望,以达到早日康复。

▶ 161. 康复锻炼中怎样做到动静结合

众所周知,在治疗骨折过程中存在着一对矛盾,即"动"(活动)和"静"(固定)之间的矛盾。"动"是指肌肉的收缩活动和关节的功能锻炼;而"静"则是制动,为了保证骨折局部的稳定。处理好这一矛盾对骨折愈合和功能恢复有着十分重要的意义。

对于老年人骨折后的康复,有些人过于小心谨慎,追求绝对固定,害怕骨折处不愈合,长时间静止不动,最后导致关节强直和功能受限进而严重影响到生活,这肯定是不对的。

也有人过于大胆粗鲁,忽视制动固定的重要性,擅自运动,甚至不遵医嘱,自行摘除外固定,负重锻炼,导致畸形愈合、延迟愈合或不愈合,这也是不对的。

无论是静还是动,都不能太过,要科学合理地进行康复锻炼,要动静结合。那么什么时候该静,什么时候该动呢? 我们从骨折愈合的不同阶段来分别阐述。

(1)骨折早期。伤后 2 周内,患肢肢体局部肿胀、疼痛,容易再发生移位。此期功能练习的主要形式是使患肢肌肉作舒缩活动。原则上,骨折部上下关节暂不主动活动,以被动或辅助活动为主,而身体其他各部位关节均应进行主动的功能练习。此期功能练习的目的是促进患肢血液的循环,有利于消肿,防止肌肉萎缩,避免关节僵硬。

(2)骨折中期。2 周后,患肢肿胀消退,局部疼痛逐渐消失,骨折端已纤维连接,并正在逐渐形成骨痂,骨折部日趋稳定。除继续进行患肢肌肉的舒缩活动外,应逐步活动上下关节。但动作应缓慢,活动范围由小到大,至接近临床愈合时应增加活动次数。加大运动幅度和力量。

(3)骨折后期。骨折临床愈合后,康复训练的主要形式是伤肢关节的主动活动和逐步增加负重练习,使术侧肢体的关节活动度和肌肉力量尽快恢复到正常状态。之后再继续做一些功能性的康复锻炼,使老年患者尽早回归家庭和社会,回归正常生活。

骨折端在愈合期间要求稳定固定,否则将使骨痂断裂,影响愈合;而患肢肌肉的舒缩活动和关节的功能锻炼，又是促进骨折愈合和恢复肢体功能必不可少的条件。两者有机结合，相辅相成，辩证统一，是治疗骨折应掌握的原则。

总之，"静"是为了骨折的愈合，"动"是为了肢体的功能恢复得更好，动静应该有机结合、相辅相成，在保证骨折愈合的基础上尽早恢复功能，减少患者痛苦，减轻经济负担，尽早重返社会、回归正常家庭生活，这也是现代康复的理念。

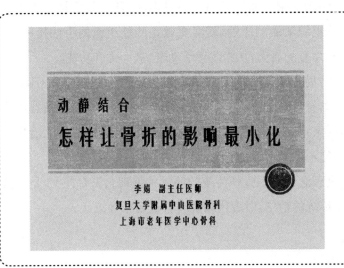

扫码观看视频

▶ 162. 中医的"筋骨并重"理论对骨折康复有什么指导意义

筋骨并重是中医骨伤领域重要的治疗理念，其强调在治疗骨折时候要筋骨兼顾。

筋多指肌肉、肌腱、韧带之类的软组织，具有连接关节、支配肢体活动的作用；骨指的是骨骼。骨折和软组织的损伤往往同时存在，筋骨并重就是指在治疗骨折的过程中，除了重视骨骼的愈合恢复，还要重视软组织的恢复，两者同等重要。

骨折后的早期，无论是保守治疗还是内固定治疗，为了让骨折处有一个良好的愈合环境，需要骨折处的制动，这时候肌肉如果同时制动不收缩，会萎缩得很快，最明显的表现就是肢体变细了。所以在制动的时候，我们可以做一些肌肉的等长收缩。所谓等长收缩就是肢体本身没有活动，但肌肉在收缩，表现为绷紧，这就可以大大降低肌肉的萎缩速度。对于手术的切口，为了促进愈合，可以做一些康复科常见的理疗，如激光、低中频等。

在骨折的中后期，主要做肌力训练和活动度训练。肌力训练是指肌肉的力量训练，有很多种方式去做，但核心是适当抗阻。当然，前提也是不能影响骨折处的愈合。活动度训练非常重要，由于粘连，这时候如果参照患侧，肢体往往会有不同程度的活动受限。如果是因为力量不够，那么就去加强力量训练；如果是因为粘连软组织挛缩的原因，就需要做一些软组织的手法松解，理疗软化瘢痕，拉伸相对缩短的肌肉，从而改善活动度，进而提升功能。

骨折愈合的最终结局是恢复骨的正常结构与功能。与骨折愈合不同，肌肉、肌腱、韧带的损伤本身是不会愈合的，是需要增生出来的瘢痕把断裂或撕裂的地方连接起来，叫瘢痕愈合。所以，在康复的过程中，对软组织的治疗要循序渐进，安全进行，绝不可暴力去做。

总之，现代的康复理念和中医骨伤传统的筋骨并重理念没有冲突，是一致的。筋骨并重理念是传统的精华，对现代康复有着重要指导意义。

第六讲

养护预防
起居生活要留心

预防老年人骨折的医学方法

▣
▣
▣

▶ **163. 老年人骨折"三级预防"的内容有哪些**

"一级预防"叫作"防患于未然",就是在疾病还没有发生时就防止它发生,针对疾病的病因,采取预防措施。

"二级预防"叫作"早发现,早诊断,早治疗",就是在疾病萌发期扼杀它,不要让疾病恶化和蔓延,或者减缓疾病的发展。

"三级预防"叫作"预防不良后果",疾病已经发生了,应积极治疗原发疾病,同时预防并发症、后遗症或者伤残等不良结果。通过预防康复,使患者"病而不残"或者"残而不废"。

预防老年人骨折,需要注意以下三点:

(1)健康的生活方式。戒烟、减少饮酒,摄入富含钙质、低盐和适量蛋白质的均衡膳食,减少咖啡和碳酸饮料的摄入,多晒太阳,适当户外运动,慎用不利于骨健康的药物等。同时,应避免过度负重和身体过度扭曲等。

(2)抗骨质疏松治疗。已经存在骨密度降低甚至骨质疏松的老年人,应注意采取规范的抗骨质疏松药物治疗,除常规的钙片和维生素 D 之外,根据骨密度降低的不同程度,还需要加用抗骨质疏松药。具体的药物选择,将在后文展开。

(3)预防跌倒。跌倒是导致骨质疏松性骨折的重要原因,避免跌倒是预防骨折的有效措施,包括识别跌倒的危险因素(如环境因素、健康因素等)及采取预防跌倒的相关措施(如改善视力、减少或避免服用影响神经功能的药物、在容易滑倒的地点增加扶手、使用保护器等)。

如果已经发生骨折,应该在治疗后配合康复。在不影响骨折制动和骨折愈合的前提下,应指导患者尽早开始康复训练,恢复关节功能,减少肌肉萎缩,增强肌肉力量,缩短卧床时间,减少并发症的发生。

▶ 164. 有哪些常用的抗骨质疏松药

抗骨质疏松药物最重要的作用是维持或增加骨密度,改善骨强度,降低不同部位的骨折和再发骨折的风险。目前常用的抗骨质疏松药包含以下几种:

(1)双膦酸盐类药物。双膦酸盐类药物是强有效的骨吸收抑制剂,包括阿仑膦酸钠、利塞膦酸钠、唑来膦酸、伊班膦酸钠等,这些药物均能改善大部分患者的骨质疏松程度。其中,部分药物可使发生椎体骨折的患者再发骨折风险降低。

(2)选择性雌激素受体调节剂。临床主要使用雷洛昔芬。雷洛昔芬治疗骨质疏松症 36 个月,可使既往有椎体骨折的患者再发椎体骨折风险降低30%,既往无椎体骨折的患者椎体骨折风险降低 50%。

(3)雌激素类。雌激素类药物临床剂型包括雌激素、孕激素以及雌孕激素复合制剂。研究发现,雌激素补充治疗 5 年可降低临床椎体骨折风险 34%,降低髋部骨折风险 34%,降低其他骨折风险 23%。

(4)降钙素。临床上常用鲑鱼降钙素。鼻喷鲑鱼降钙素 200 单位/天可降低椎体骨折风险 33%,可使既往有椎体骨折的患者再发椎体骨折风险降低36%,但不能降低非椎体或髋部骨折风险,而且更高或者更低剂量对椎体骨折风险亦无降低作用。长期使用鲑鱼降钙素有增加恶性肿瘤风险的可能。目前,推荐鲑鱼降钙素连续使用时间不超过 3 个月。

(5)甲状旁腺素类似物。特立帕肽用于高骨折风险的绝经后骨质疏松症的治疗。经过平均 18 个月的治疗,可降低既往有椎体骨折的绝经后妇女椎体骨折风险 65%、非椎体骨折风险 53%,但尚无降低髋部骨折风险的临床证据。

（6）地舒单抗。地舒单抗是首个获批的特异性靶向 RANK 配体的单克隆抗体，能抑制破骨细胞活化和发展，减少骨吸收，增加骨密度。2010 年在欧盟和美国食品药品监督管理局（FDA）获批可用于治疗骨质疏松，而国内则在 2020 年首次获批用于治疗骨质疏松。研究发现，使用地舒单抗能使椎体骨折风险降低 68%，髋部骨折风险降低 40%，非椎骨骨折风险降低 20%。

▶ 165. 用了抗骨质疏松药还需要补充维生素 D 和钙吗

需要。

50 岁及以上骨质疏松患者，推荐补充元素钙每天 1 000～1 200 毫克。尚无充分证据表明单纯补钙可替代其他抗骨质疏松药物治疗。

充足的维生素 D 水平能够提高抗骨质疏松药物的疗效，利于骨折愈合。推荐成人维生素 D 摄入量为 400 单位/天，65 岁及以上老年人维生素 D 摄入量 600 单位/天，可耐受最高剂量为 2 000 单位/天；用于骨质疏松症防治，剂量可达 1 000～1 200 单位/天。

钙剂与维生素 D 需要与抗骨质疏松药物联合应用，并贯穿整个治疗过程。临床应用中应该注意个体差异和安全性，定期检测血钙和尿钙，酌情调整剂量。

▶ 166. 抗骨质疏松药需要吃多长时间

抗骨质疏松治疗药物需要长期、规范使用，治疗过程中规律随访，定期进行相关检查和风险评估。目前，普遍推荐口服双膦酸盐治疗 5 年。静脉滴注双膦酸盐治疗 3 年后，可以重新评估患者状况，决定继续用药或进入药物假期。药物假期中，也需要定期评估患者病情，决定是否重新启动治疗。应用甲状旁腺素类药物的患者，应用时间不超过 24 个月。除双膦酸盐以外的抗骨质疏松药物一旦停药，其治疗效果将消退，因此需要序贯其他治疗，否则会出现骨量流失、骨质量下降等治疗效果消退的情况。

降钙素对缓解骨质疏松性骨折的骨痛有益，可减少骨折后急性骨丢失。

建议在骨质疏松性骨折的制动患者中短时间使用(3个月),目前不建议长期使用。

激素类和生物制剂类药物一旦停用,其疗效即消退,需序贯其他治疗。雌激素和选择性雌激素受体调节剂尚无明确疗程限定,使用时间可根据治疗效果确定。

▶ 167. 为什么老年人骨折后还需要抗骨质疏松治疗

老年人骨折大部分是骨质疏松性骨折,特别是椎体骨折和髋部骨折,一旦发生,即可确诊骨质疏松。骨质疏松性骨折的病理基础是骨质疏松,骨折后应积极采用规范的抗骨质疏松药物治疗,目的是缓解疼痛,抑制急性骨丢失,提高骨量,改善骨质量,降低再骨折发生率。研究发现,首次骨质疏松性骨折后,2年内为再骨折高风险期,且越临近骨折时间,再骨折风险越高。因此,不管从促进骨折愈合还是从降低再次骨折的角度来说,都应该在骨折后评估骨质疏松病情,并且开始或者继续抗骨质疏松治疗。

▶ 168. 中西医结合治疗骨质疏松有哪些手段

现代医学认为,骨质疏松症是系统性骨病,是一种全身性的骨退化表现。老年人随着年龄不断增长,体内的骨合成功能出现下降趋势,伴随骨分解情况的日益严重;同时,老年人群的肠胃功能也逐渐减弱,日常对钙离子的吸收和代谢存在一定程度的障碍;日常运动锻炼强度逐渐下降也造成了肌肉能力的下降、协调能力下降,容易跌倒。综合因素导致骨的质量和强度下降,即便是轻微创伤或摔伤也会引发骨折。

中医尚无骨质疏松症这一病名,但从病因病机和临床症状上发现,其与中医古籍记载的"骨痹""骨萎""骨枯"类似,是以肾虚为本,涉及多脏腑,由多病因共同导致。肾为先天之本,具有生髓健骨、滋养骨骼的作用,一旦出现气虚血瘀的体征后,会引发血运障碍,骨髓空虚,脏器、筋骨失养等机体变化,加重了骨质疾病的发生与发展;脾胃虚弱、肝失条达和血瘀等也会不同程度地影响骨骼质量，导致肢体乏力疼痛等症状。因此，临床上根据患者骨密度和全身症状情况，在使用钙剂、维生素 D 和抑制吸收或促进骨形成药物治疗的基础上，有时会加用具有活血化瘀、补肾壮骨功效的中药汤剂或成药，综合作用下可改善患者腰背疼痛的临床症状，也进一步增加骨质强度。但要注意，骨质疏松的防治需要综合治疗手段，切不可单纯依靠中药或药物，还需要结合改善饮食和生活习惯、适当锻炼等手段，才能取得更好的效果。

▶ 169. 中医有哪些老年人骨折预防措施

中医学里，"治未病"是疾病防治的重要指导思想，其中"治"主要是指预防、治疗、干预。我们知道，老年人骨折中骨质疏松性骨折占比很高，因此，治疗和预防骨质疏松是预防骨折的重要措施。中医认为，人是一个不可分割的整体，机体脏腑、腠理、筋骨、经络、气血、表里之间相辅相成、相互影响。疾病病位、病性的变化遵循表里传变、脏腑传变、经络传变等规律。病情由轻至重或由重至轻与疾病早期建立及时的预防或治疗有密切相关性。因此，中医的调养理念对防治骨质疏松具有重要意义。

中医治疗疾病讲究辨证施治，骨质疏松性骨折属"骨痿骨折"的范畴，因此，中医临床对骨质疏松症的治疗大多基于肾虚、脾胃虚弱、肝失条达、血瘀等为主，部分已经得到现代科学的证实，确实能在一定程度上增强骨骼和运动系统功能。

中医治疗的另一特色就是通过针灸推拿，调动体内的正气，激发机体的潜能来进行自我修复，通过对特定穴位的刺激来达到益精填髓、补肾健脾的作用，从而起到治疗骨质疏松症的效果。

合适的运动能增强老年人的肌肉力量、柔韧性和协调性，减少跌倒的概率，受到越来越多的重视。除了现代的抗阻训练、平衡训练等方法，国内外很多研究都发现，打太极可有效降低老年人的跌倒风险，减轻老年人害怕跌倒的心理，显著提高老年人的平衡能力，不愧为中华文明的瑰宝。

老年人跌倒的居家防护

■
■
■
■
■

▶ 170. 家庭装修有哪些细节有助于预防老年人骨折

　　和年轻人不同,老年人由于普遍有骨质疏松问题,一旦摔倒或滑倒极易发生骨折。如果骨折的部位在骨盆,老年人需要长时间卧床,在卧床期间可能会因肺部感染等并发症而导致死亡。可见预防老年人滑倒、跌倒有多重要。家庭是老年人经常活动的地方,因此,家庭装修有一些地方需要注意。

　　(1)卫生间。应在淋浴间、浴缸、马桶旁及过道安装扶手,最大限度地保证老年人的安全;尽量别锁住卫生间的门,方便救援人员进入;有条件的家庭可在适当高度安装报警器,使家人能在第一时间发现问题。另外,老年人洗浴时,应保持浴室的空气流通。卫生间应安装排气扇,即使有人陪护,也千万不能紧闭浴室门窗,应该留一条"生命缝",以保持空气流通。

　　(2)地面。老年人往往行动迟缓,患有骨质疏松的老年人跌倒后容易造成骨折,因此,要十分注意地面的防滑措施。室内地面尽量少出现门槛或有高度差的台阶,应安装软木地板或防滑地砖;对楼梯要及时维护,做好防滑处理,最好能在楼梯两侧安装扶手;注意门口、卫生间前和室内楼梯的脚垫,最好将脚垫固定在地面或楼梯踏板上,防止出现"卷角"情况。有些家庭如果刚刚装修完,没有采用防滑地砖,那么目前能做到的补救措施就是给老年人买双防滑拖鞋。

　　(3)床和沙发。老年人的床铺高低要适当,便于上下。老年人适合使用

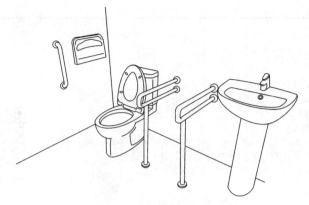

在卫生间安装扶手

稍硬的床垫,或在硬床板上加厚褥子,"弹簧床"等软床垫对腰肌劳损、骨质增生的患者尤其不利,常使其症状加剧。同样,沙发也不宜过于柔软,否则会令老年人"深陷其中",不便挪身。

(4)门窗。最好采用推拉式门,应注意在把手一侧墙面留出约50厘米的空间。门窗的把手、开关等部件宜选用受力方便的"棒状"把手,尽量别用"球形"拉手。

(5)照明。老年人起夜较勤,为保证老年人起夜时的安全,家庭在装修时,卧室内可装置低照度长明灯。

(6)开关。电器、煤气开关应该设在显眼的位置,控制方便、简单。卫生间的灯光开关最好有夜视功能,或选择带有光控、声控功能的开关。

(7)电源插座。装修时应安装足够多的电源插座,避免使用电器时到处拉线。凌乱的电线是绊倒老年人的安全隐患。电器的电源线也要尽量做好收纳,避免凌乱地拖在地面上,可以购买电线收纳线整理散乱的电线。

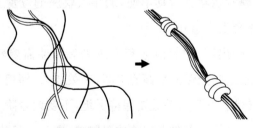

用电线收纳线整理散乱的电线

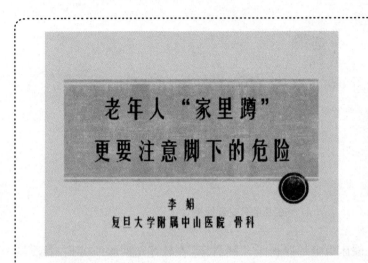

扫码观看视频

▶ 171. 家具摆放的哪些细节有助于预防老年人骨折

（1）老年人的居室采光很重要。如果条件允许，应最大限度地利用自然光，比如将窗户扩大或多开几扇窗，这样可增加室内的空间感，老年人的心情也会随之变得更明亮和积极。如果自然光源有限，可增加室内光源加以调节，建议采用高效能的暖色调灯具，避免使用直接刺激视网膜的灯。家具颜色应使用对比色，照顾视力不佳的老年人或方便在昏暗的光线下使用。

（2）家具必须使用紧固件固定，避免家具倾倒发生意外。家具避免出现尖角或突起，家具应靠墙有序摆放，避免视力不佳的老年人发生磕碰或摔倒的意外。客厅的沙发一侧，应预留出可供轮椅摆放的空间。餐桌最好短边靠墙或餐桌居中摆放，顾及老年人行动不便，老年人就座的位置应在厨房的对面，避免和端菜线路重合发生意外。

（3）为日后可能出现的情况（老年人未来有可能需要轮椅辅助行动）考虑，居住的房子应在进门处保留足够的空间，玄关要大，即使老年人使用轮椅，也能自由地四面转动。并且玄关处要保持平坦，不要设台阶、门槛等有高度差的东西，避免老年人摔倒。不要在玄关放置脚垫，老年人可能会被绊倒。玄关处的座椅也必不可少,应避免老年人穿鞋下蹲和低头。

(4)橱柜设计时应注意操作台的连续性,方便老年人操作。橱柜的高度应考虑老年人的身高特点,台面高度一般为75～80厘米。若考虑坐轮椅者使用,则台面不宜高于75厘米。

(5)卫生间是安全隐患最大的地方,老年人滑倒或摔跤的意外事件多发生在这里。因此,卫生间的布置首先要做到干湿分离,尽量保持干燥。其次是取消浴缸,老年人洗浴宜采用淋浴的方式。另外,一定要在淋浴区放置防滑地垫。考虑到老年人不能站立太长时间,浴室内应设置供老年人淋浴用的淋浴凳和换衣用的椅子。不管是淋浴区还是马桶周围,都应该设置扶手,保证老年人站起的方便和安全。卫生间应采用坐式马桶,马桶与墙面的距离应不少于45厘米。

(6)老年人有起夜的习惯,最好将卧室与卫生间设计成相对的位置,从一个门直接走到另一个。若无法这样,应从卧室通往卫生间的路上设置连续的扶手,保证安全。床应紧贴墙壁,这样老年人上下床会更加方便。在床垫旁设置低矮的护栏能保护老年人翻身时的安全。卧室可设低照度长明灯,但应避免光线直射躺下后老年人的眼部。

▶ 172. 哪些生活细节有助于预防老年人骨折

(1)老年人不要提太重的物品上楼。建议老人们提重物时要多休息几趟,以免因为体力不支而引起意外。

(2)不能经常弯腰。有人认为经常弯腰可以锻炼腰背,拉拉筋骨,但这不适用于老年人。专家提醒,老年人在打扫卫生的时候弯腰的幅度不宜过大,日常生活里也要避开需要弯腰的活动,避免腰部受损,引起骨折。

(3)运动要适量。很多老年人都会约上好友一起爬山、运动,在运动、锻炼的时候老年人千万不能攀比谁的运动量较大,要根据个人身体状态进行适量的运动。在运动中,扭腰、甩肩、慢跑等动作的幅度都要小一点,否则会增加骨折风险。

(4)洗澡的时候要小心。冬季老年人骨折的地点"出镜率"最高的应该是浴室,这是因为冬季洗澡的时候会产生大量的雾气,老年人若是洗澡太久会出现头晕、气短的情况,再加上浴室的地板比较滑,一不小心就会摔倒,导致骨折。

(5)老年人的床别太高。一些老式的木板床都是比较高的,这对于手脚不灵活的老年人来讲非常容易发生意外。高度超过小腿的床都不适合老年人睡,因为老年人在起夜的时候有可能会因为下床没有踩结实而摔倒。

临床上也有不少老年人是在夜间和清晨起床上厕所时跌倒的,这可能和刚睡醒时身体协调性还没有完全恢复有关,也有一些老年人睡前服用了安眠药、骨骼肌松弛药等可能会在夜间影响身体协调性的药物,加上照明欠佳,更易摔倒。因此,我们建议老年人起夜或者早晨起床时,应保证良好的照明,同时在起身的时候遵守"三部曲":平躺30秒,坐起30秒,站立30秒,再行走,避免突然改变体位而引发跌倒。

老年人跌倒的自我防护

■
■
■
■

▶ **173. 如何锻炼可以改善老年人容易跌倒的体质**

伴随着衰老，人体各个器官和系统功能也随之下降，其中，以骨骼肌肉系统功能下降尤为明显。随着人体各个器官和系统功能的衰退，一系列的健康问题，如肌肉衰减综合征、骨质疏松症、跌倒等随之而来。有调查数据表明，在年龄超过 65 岁的老年人中，有 30％每年至少出现一次跌倒。在老年人中，90％的股骨颈骨折是由于跌倒引起。骨折发生后会出现行动障碍、肌肉萎缩和力量下降等一系列身体功能障碍，最终导致患者生活质量下降。因此，预防老年人跌倒显得尤为重要。现有的研究表明，肌肉力量和平衡能力下降、视觉障碍等是引起老年人跌倒的主要因素。预防老年人跌倒的运动锻炼，主要以改善老年人的肌肉力量和平衡能力为主。

老年人进行平衡训练时一定要循序渐进，绝不能急于求成。身体和思想都需要一个缓慢适应的过程，要从简单的运动、小运动量开始，逐渐增加难度和运动量。以往很少运动或患有糖尿病、高血压、心血管疾病的老年人应更加重视，避免诱发或加重原有基础疾病。平衡能力的提高是一个缓慢的"再学习"过程，不可能一蹴而就，不能想练就练，不想练就不练，要持之以恒。

肌肉力量训练有髋关节外展训练、膝关节伸展训练、弯曲小腿训练、踮脚尖训练。平衡能力训练有勾脚尖训练、双脚一字站立、单腿站立动作、踮脚尖走。

世界卫生组织对老年人群推荐的锻炼要点如下（以下内容针对 65 岁及以上身体正常的老年人群，不包括那些有身体功能障碍或长期服用药物的人群）：

（1）一周保证至少 150 分钟的中等强度有氧锻炼或者 75 分钟稍大强度的有氧锻炼。

（2）有氧锻炼每次持续时间至少 10 分钟。

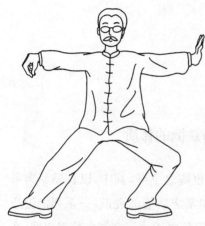

（3）如果身体允许，可以尝试每周 300 分钟的中等强度有氧锻炼或 150 分钟稍大强度的有氧锻炼。

（4）对于行动能力和平衡能力不好的老年人，需要每周至少进行 3 次平衡能力锻炼或改善身体机能的锻炼，如打太极等。

（5）如果老年人不能达到以上运动强度，可以根据自身的状况进行适宜强度的身体锻炼。

打太极非常适合老年人锻炼

▶ 174. 老年人不干体力活,是不是就不用锻炼肌肉力量了

老年人，尤其是平时不干体力活的人，肌肉力量及平衡能力更差，更应该加强锻炼。平衡控制能力的不足是引起老年人跌倒的最主要和最根本的原因，恰当、合理和充分的平衡反应是避免跌倒的重要基础。首先，平衡反应能力依赖于大脑等中枢神经系统快速识别平衡干扰因素的能力和平衡反应及时、快速地启动；其次，全身关节要具有足够的灵活度，以保证平衡动作的完成；最后，相应的肌肉要有足够的力量来完成快速平衡反应。但是老年人的上述三项功能都存在不同程度的退化，所以有必要通过正确的运动训练来提高大脑的平衡反应处理功能、改善关节活动度和增强肌肉力量，从而达到改善平衡反应能力，减少甚至避免跌倒的目的。

平衡能力和运动功能较弱的老年人，需要加强身体锻炼以改善平衡功能，

预防跌倒,锻炼频率每周至少 3 次,如果因为疾病或其他原因不能进行常规的身体锻炼,也应该在力所能及的情况下尽量进行适宜的身体锻炼。

▶ 175. 如何消除老年人害怕跌倒的恐惧感

老年人跌倒可导致骨折、死亡等严重伤害,还可导致不同程度的心理障碍。跌倒恐惧普遍存在于老年人中,在社区老年人的心理恐惧中,跌倒恐惧高于经济问题、犯罪暴力和患重病,排在第一位。由于惧怕摔倒,老年人主观上刻意减少活动,导致生活能力和生活质量下降。跌倒恐惧是引起老年人焦虑症和抑郁症的主要原因,活动限制导致的老年人活动能力下降反过来增加老年人的跌倒和骨折风险。目前,跌倒恐惧被认为是比跌倒更常见、更严重的老年人健康问题。

跌倒是引起跌倒恐惧的重要原因,跌倒的次数越多、后果越严重,引起的跌倒恐惧的发生率也越高。

研究表明,通过健康教育、社区锻炼和心理健康指导,可有效改善跌倒恐惧。评估和改善老年人的跌倒恐惧,能有效预防骨折、提高老年人的健康寿命。

视力障碍、帕金森病等影响运动能力和姿势稳定的疾病可加重患者的跌倒恐惧。因此,首先应防治慢性疾病,在治疗疾病的基础上进行心理健康教育。对老年人进行健康教育,指导老年人参与有利于提高身体机能的运动,如瑜伽、太极拳、舞蹈等老年人乐于参与的活动,能加强肌肉的平衡能力,从而有益于预防跌倒和跌倒恐惧。

其次,在老年人的心理教育上,应树立老年人对跌倒的正确认识,知晓跌倒的危害,去除跌倒的相关危险因素,积极应对跌倒所产生的后果。整个社会和家庭也应关心老年人,保持家庭和睦,给老年人创造和谐快乐的生活环境,避免老年人太大的情绪波动,帮助老年人消除恐惧症等心理障碍。

▶ 176. 改变饮食结构对减少老年人跌倒风险是否有帮助

老年人跌倒常常伴随骨质疏松症存在,骨质疏松症不仅可以增加老年人跌倒的发生,而且老年人跌倒后由于骨质疏松症的存在又进一步加重跌倒的后果。65 岁以上的老年人中,70％的骨折可归因为骨质疏松症。

为了改善骨质,均衡饮食、加强营养是不可或缺的。骨质疏松症患者的饮食应注意以下几方面:

(1) 补充足够的蛋白质与钙质。蛋白质是组成我们骨基质的原料,说白了就是我们骨头的重要组成成分。蛋白质可增加我们人体对钙的吸收和储存,对防止和延缓骨质疏松有很大帮助。建议每天每公斤体重补充 0.8～1 克的蛋白质。可以多吃一些奶制品、肉类、核桃、蛋类等,这些食品中含有大量的蛋白质。补充钙质可以多吃一些牛奶、豆腐、虾皮等。另外,老年人可以服用钙片来补充钙质。

各年龄段建议的钙摄入量

人 群	推荐摄入量 RNI(毫克/天)	可耐受最高摄入量 UL(毫克/天)
儿 童	600～1 200	1 500～2 000
青少年	1 000	2 000
成 人	800	2 000
老年人	1 000	2 000
孕 妇	+0(孕早期) +200(孕中、晚期)	2 000

"+"表示在同龄人群参考值基础上额外增加量。

钙的主要食物来源有:牛奶及其制品;虾皮、河虾、海蟹、扇贝;黄豆、豆浆、豆腐等;花菜、西兰花、油菜心;蛋类;柑橘等。

(2) 补充维生素。比如维生素 K、维生素 B_{12}、维生素 D 和维生素 A 等。蛋黄、动物的肝脏、黄色和红色蔬菜、水果等都有助于补充体内维生素 D 和维生素 A。给老年骨质疏松症患者补充维生素的有益食物有:西兰花、菠菜、甘蓝、西芹等蔬菜;贝类、瘦牛肉和低脂奶制品等。对于防治老年骨质疏松和预防跌倒来说,维生素 D 的补充尤为重要。

维生素 D 的主要食物来源有:奶酪、鲜奶;动物肝脏;蛋类;含脂肪高的海鱼。

各年龄段建议的维生素 D 摄入量

人　群	推荐摄入量 RNI(微克/天)	可耐受最高摄入量 UL(微克/天)
儿　童	10	20～50
青少年	10	50
成　人	10	50
老年人	10～15	50
孕　妇	+0	50

"+"表示在同龄人群参考值基础上额外增加量。

（3）补充微量元素钾、镁。如果体内钾含量过低，会引起四肢无力的症状，容易跌倒，特别是一些胃口欠佳或者长期服用排钾利尿剂的老年人，更应注意钾的补充。研究表明，体内的微量元素镁能帮助钙吸收，在身体没有足够的镁时，骨头会持续流失钙。骨质疏松症患者更要注意镁的补充。富含钾、镁的食物有：香蕉、橙子、烤土豆、李子、葡萄干、西红柿、全谷物食品、糙米、杏仁、花生和菠菜等。

食疗虽然对防治骨质疏松有一定的效果，但严重的骨质疏松症患者还应配合药物治疗。除此以外，如果加上适量的体育锻炼，能够更好地治疗骨质疏松。可以进行一些慢跑、快走、打太极、跳舞等运动，还可以多晒晒太阳，对患者的身心健康有很大好处。

▶ 177. 老年人在日常生活中如何减少摔倒风险

老年人跌倒的预防需要采取综合管理的策略，需要老年人、家庭和社会的共同努力。家庭的装修和物品摆放要充分考虑到老年人的活动特点，社区设施建设也要顾及老年人活动不便和容易跌倒的可能，及时修整不平的路面、清理积水、在公共活动场所尽量使用防滑的地面材料等。

从个人角度来说，首先要强调老年人养成健康、安全的生活习惯。老年人对自己的身体状况要有一个充分的评估和自我认知，要认识到随着年龄的增长，难免会出现一些身体机能的减退，并在日常生活中顺应身体机能的改变，采取合适的应对措施，避免做超过身体活动能力的运动和动作，把常用的物品存放在方便、容易拿取的位置，避免或减少需要爬高和从较远的地方够取物品的情况。

其次，缓慢地改变身体姿势也是老年人预防跌倒的有效措施之一。所有需要改变身体重心位置的活动，如坐站转移、转身、蹲下等姿势改变过程中，都会使人体处于不稳定的状态而容易跌倒。服用某些药物（如降压药）也会导致老年人出现体位性低血压。所以，老年人在改变身体姿势的时候切记要放慢速度，时刻牢记改变体位时的"三部曲"：平躺 30 秒，坐起 30 秒，站立 30 秒，再行走。

老年人要抛弃争强好胜和不甘示弱的心态，在装有扶手的场所，如楼梯、台阶等处都要充分利用扶手；不要过分相信"自己小心一点就不会出危险"的观点，因为在楼梯等场所难免会出现路人或其携带的物品碰撞到老年人身体的情况，老年人原本不甚稳定的身体在外力作用下势必非常容易出现跌倒。

此外，老年人维持日常的身体活动或参加运动锻炼也对维持运动系统机能、避免身体衰竭非常重要。老年人卧床期间，骨量和肌肉的流失加速，起床活动后更易跌倒。因此，要避免长时间卧床，在罹患其他需要卧床休养的疾病后也应积极治疗，争取早日恢复活动；即使不能下床，也应在床上进行必要的康复训练，为下床活动做好准备。

老年人应每年进行一次全面体格检查，充分评估自己中枢神经系统、外周神经系统、肌肉骨骼系统、感觉（视力、听力、前庭感觉、本体感觉等）系统和心血管系统等功能状况，及时咨询专科医生有无必要调整正在服用的药物等。

▶ 178. 老年人怎样预防再次骨折

预防再次骨折首先应积极治疗骨折及进行骨折后的康复。骨折患者出院后最可怕的后果是再次骨折。骨折的治疗只是一个开端，康复才是根本。由于我国的康复治疗观念才刚刚起步，骨折的康复期多是在家里度过，家属常常不知所措，存在不少护理误区。因此，对骨折患者应进行系统的康复指导，提高患者骨折后康复训练的主动性、积极性，促进骨折康复，从而减少再次骨折的发生。

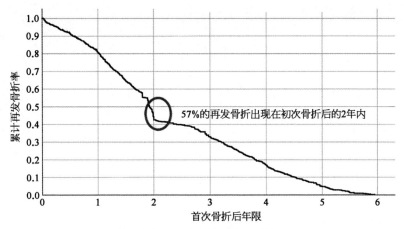

首次骨折后再发骨质疏松性骨折率

其次，要针对引起骨折的因素进行治疗，比如骨质疏松引起的骨折，首先就需要解除病因，即坚持规范的抗骨质疏松治疗。调查发现，骨质疏松性骨折后早期是发生再次骨折风险最高的时期，因此，一旦发生骨折，应开始重视抗骨质疏松治疗，尽早开始治疗。对于用药期间发生骨折的患者也不能认为治疗无效而放弃抗骨质疏松治疗，而需要继续坚持，减小再次发生骨折的概率。研究表明，有相当一部分骨质疏松性骨折发生在患者初次骨折后 2 年内。

最后，一定要避免摔倒。摔倒是老年人骨折最重要的原因。针对老年人摔倒的内因及外因进行综合干预，从而避免老年人再次发生骨折。